暮らしの中の電磁波測定

電磁波市民研究会 編著

目次

Contents

暮らしの中の電磁波測定

第五章　電磁波の問題 135

第一章　身近にある電磁波とその問題

Chapter 1

1　身近にある電磁波とその問題

私たちを取り囲む電磁波の増加

私たちをとりまく世界は大きく変化し続けています。そしてその世界の変化は激しくなっており、加速度を増しています。社会の構造、人間を取り巻く社会環境、そして自然環境などは変化を起こし、私たちは、それに直面してきました。しかし、その変化により私たちは精神的に、肉体的に負担を強いられています。私たち人類は、これまでさまざまな環境の変化に対応してきました。大気汚染による公害病、自然破壊により引き起こされる災害など、その都度なんとか適応してきましたが、それも限界があります。原因不明の病気やこれまで考えられなかった事件などは、これらの変化に対応できなくなっている一つの現れなのかもしれません。

電気の世界では電灯、電話、ファックス、テレビ、そしてインターネットや携帯電話の普及により、確かに便利にはなりました。しかし、その代わり失ったものも、実は多いのではないのでしょうか。

それでは、私たちの生活を変えていったものとは、一体何なのでしょうか。

私たちの生活を大きく変化させたものの一つに電気があります。一八七九年、トーマス・エジソンが白熱電球を発明することにより、石油やガスを燃やして機械を動かしていた時代から、電気の時代へと大きく変化しました。エジソンは、発電所で電気をつくり各家庭に電気を送ることを考え、白熱球の発明から三年後、ニューヨークに初の発電所を設立しました。こうして電気は広く行き渡るようになり、私たちの電化生活が始まったのです。これは蒸気機関が発明され、産業革命が起こった時以来の大きな変化となり、エネルギー革命ともいわれ、社会の仕組みさえも変えていったのです。

エジソンによる電気の発明から、電気の原理を応用し、次々と電気製品が発明されました。グラハム・ベルが発明した遠くの人と話が出来る電話、日本人技術者も発明に深く関わっている遠くの出来事を知らせてくれるテレビやラジオ、そして最近ではインターネットや携帯電話、電気が発明されて一〇〇年あまりで、今ではもう電気のない生活は考えられないくらいになってしまいました。

「電気は新たな文明を作り出した」という人もいます。確かに二〇世紀の重要な発明には電気が深く関与していますし、私たちは、電気からたくさんの恩恵も受けています。電気が生まれた頃は、電気は生活を豊かにするものの一つであったのですが、私たちが利用する電化製品の数が増えるにつれ、日々の生活にとって、電気はなくてはならない必需品になり、今では電気があることが当たり前のものになっていきました。戦後の三種の神器といわれたものに、テレビ、洗濯機、自動車があります。テレビは娯楽を与え、洗濯機は家事の負担を軽減しました。私たちの生活を振り返っても、電気と共に豊かになっていったのは事実です。

電気が広く行き渡るようになり、それにつれ生活環境も大きく変わりました。都市からは暗闇《くらやみ》が消える一方、道ばたには電柱が立ちはじめました。そしてテレビの電波や電気を送るための巨大なアンテナが立ちました。生活が変わると共に、風景も変わっていったのです。電気は生活の奥深くに浸透していき、このように目に見える変化をもたらせていきました。しかし電気の使用が増えるに従い、実は目に見えない変化も起こっていたのです。

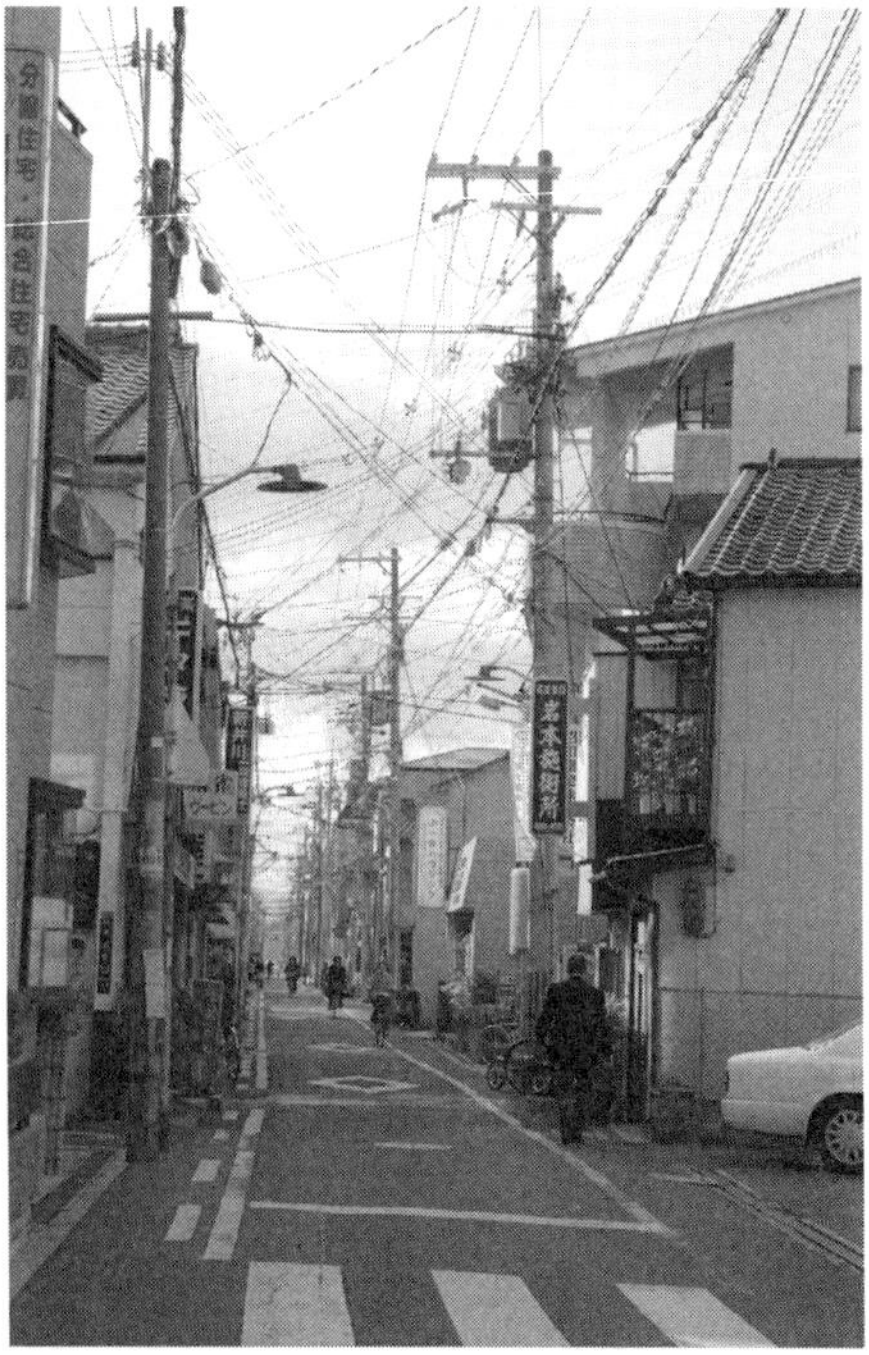

美しいとは言い難い、街の中に蜘蛛の巣のように行き交う配電線。

電気があるところには、必ず電磁波が存在しています。電磁波は、電場と磁場からなるもので、電場と磁場にはそれぞれ力が働いています。私たちが普段接している光も可視光線といわれる電磁波の一つで、テレビやラジオなどが受信する電波も電磁波の一種です。電磁波とは呼ばないで光や電波などと違う言い方をすると、光や電波と電磁波は別のもののように見えますが、その実態は同じで、電磁波はすぐ身の回りに存在しているのです。そう考えると電気が発明された時から私たちは、電磁波に常に接し続けているともいえるのです。

しかし、電気がまだ、生活のほんの一部に過ぎなかったころなら接する電磁波も少なかったのですが、電気が中心となった現代社会ではその時と様子が大きく違います。私たち

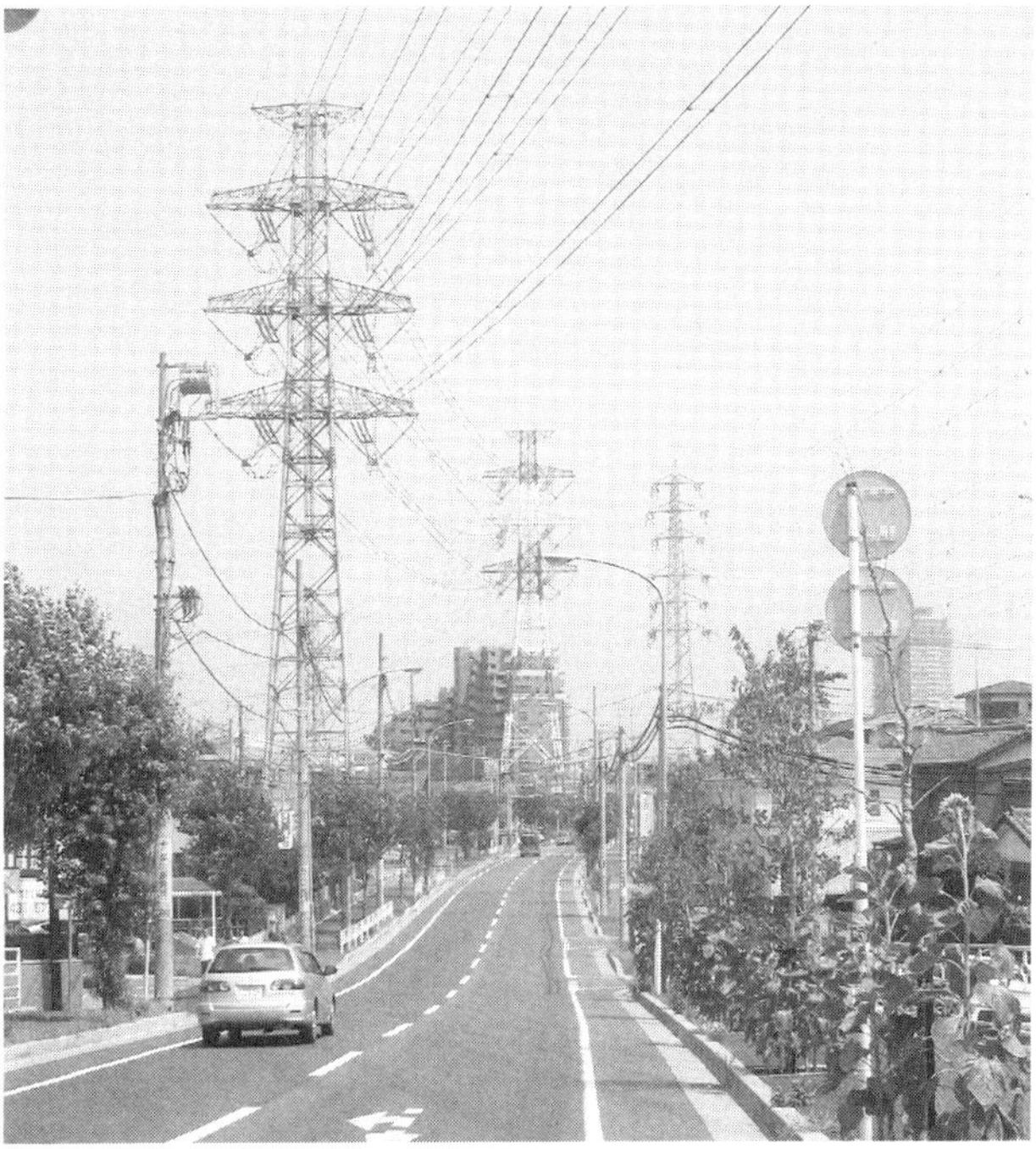

市街地にも送電線は伸びる。威圧感さえある。

は四六時中、電気、つまり電磁波に接し続けているのです。今や私たちは接したことのない量の電磁波を浴び続けており、それは人類が経験したことのないことなのです。電磁波は直接目には見えませんが、力、つまりパワーがあります。そのパワーにより、いろんなことができるのです。明かりをつける、熱を出す、すべてが電磁波の力なのです。人類が接したことのない電磁波の量とそのパワーに人間は耐えられるのでしょうか。

地球上には、自然の磁場が存在しています。方位磁石が北を指すのはそのためです。一番身近な電磁波は、この地球上の磁場です。これはシューマン共振（シューマン教授によって発見された地球の地表と電離層との間に発生している七・八Hzの低周波の電磁

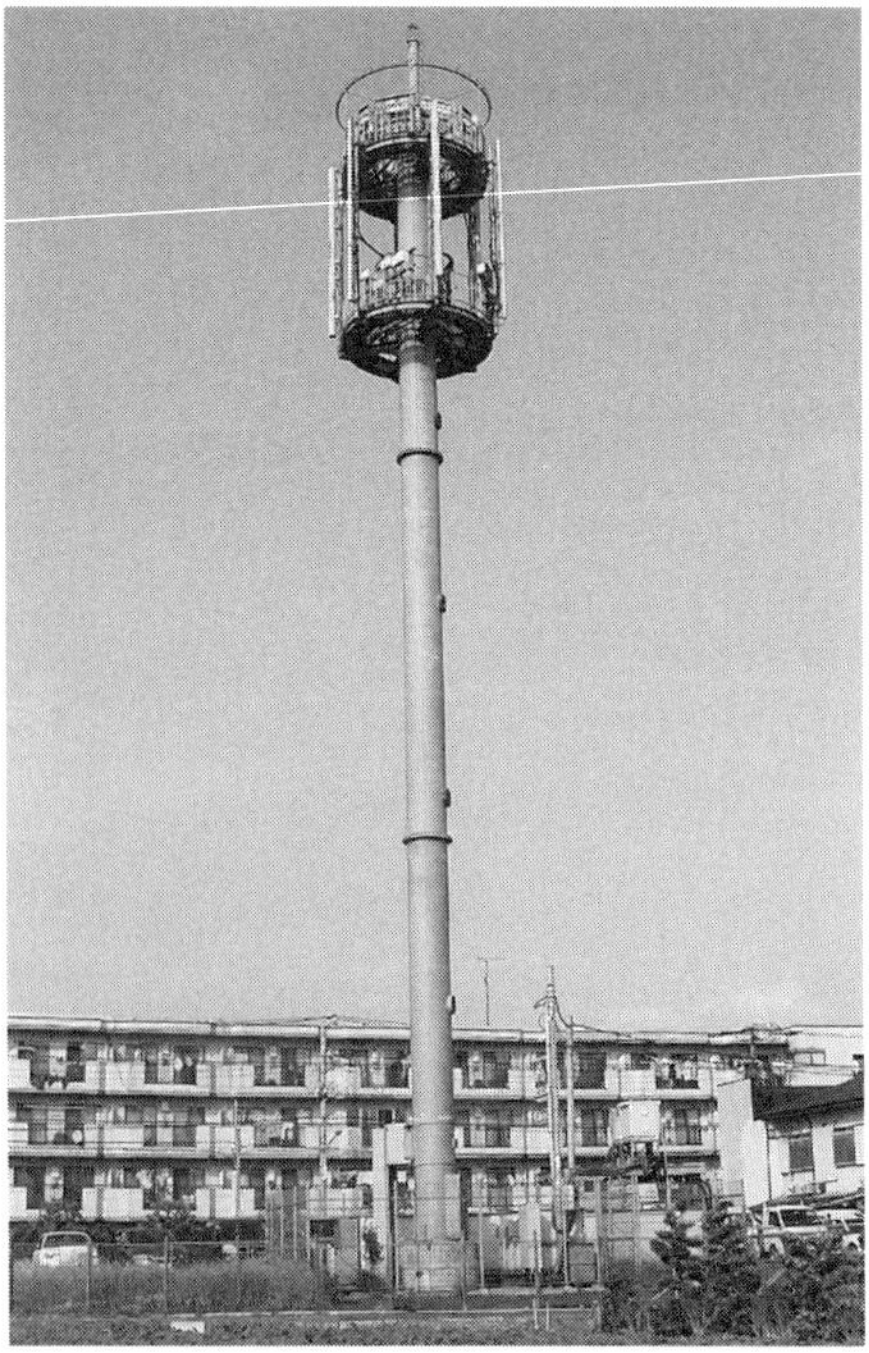

携帯電話へ電波を送るタワー。住宅地に忽然と建つ。

波）といい、地球の脳波とも呼ばれています。一九五二年、W・O・シューマンによって発見された地球自身が発する波動で七・八Hz（ヘルツ）という超低周波です。人類はこの磁場には対応し、順応して生き続けてきました。別の言い方をすれば、この磁場を克服したからこそ、人類が生存しているともいえます。人類は長い長い年月をかけて、この磁場に順応していきました。この地球もこれまで何度か磁場の転換（地球の磁場が北を向いているのが、南に変わること。地球磁場の変動に一〇万年の周期的成分が含まれることが発見された）を経験しました。恐竜の絶滅も、この極転換の影響ではないかといわれています。

今、身の回りから発生する人工的な電磁波に人類は適応できているかは断定できません。それは電気が発明されてまだ一〇〇年あまりしかたっておらず、急激に電化製品が増えたのは、ここ数十年くらいの

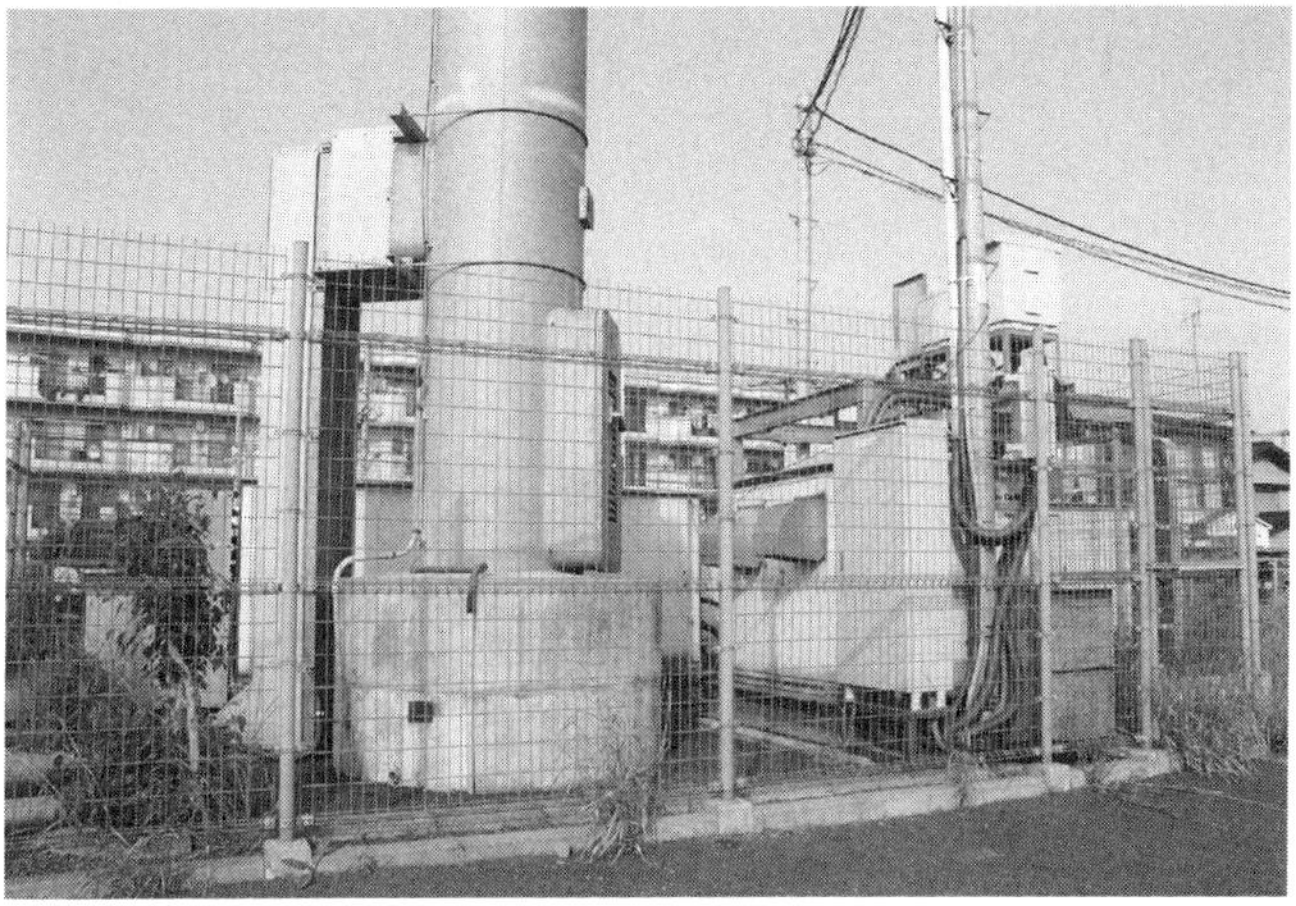

携帯タワーへ電気を供給する電源装置。かなりの大きさがある。

ものだからです。電磁波による弊害がまだあまり表になっていないだけで、確実にその弊害は忍び寄りつつあるといえます。なにしろ私たちが接する電磁波の量は半端《はんぱ》ではないのです。

日々私たちが曝される電磁波

例えば朝起きて、学校や仕事に行くなど家を出るまでのことを思い出してください。電子レンジ、テレビ、ラジオ、電気シェーバーなどの電化製品を使っていることでしょう。そして家を出て会社に向かう移動中や学校、仕事場ではどうでしょう。道にはたくさんの電柱、それに取り付けられた携帯電話のアンテナ、街のあちこちで携帯電話で話をする人々と、家の中にいる時も、一歩家を出た時も電磁波発生源に取り囲まれているのです。さらに、会社や学校などでも電化製品が数多くあります。エアーコン

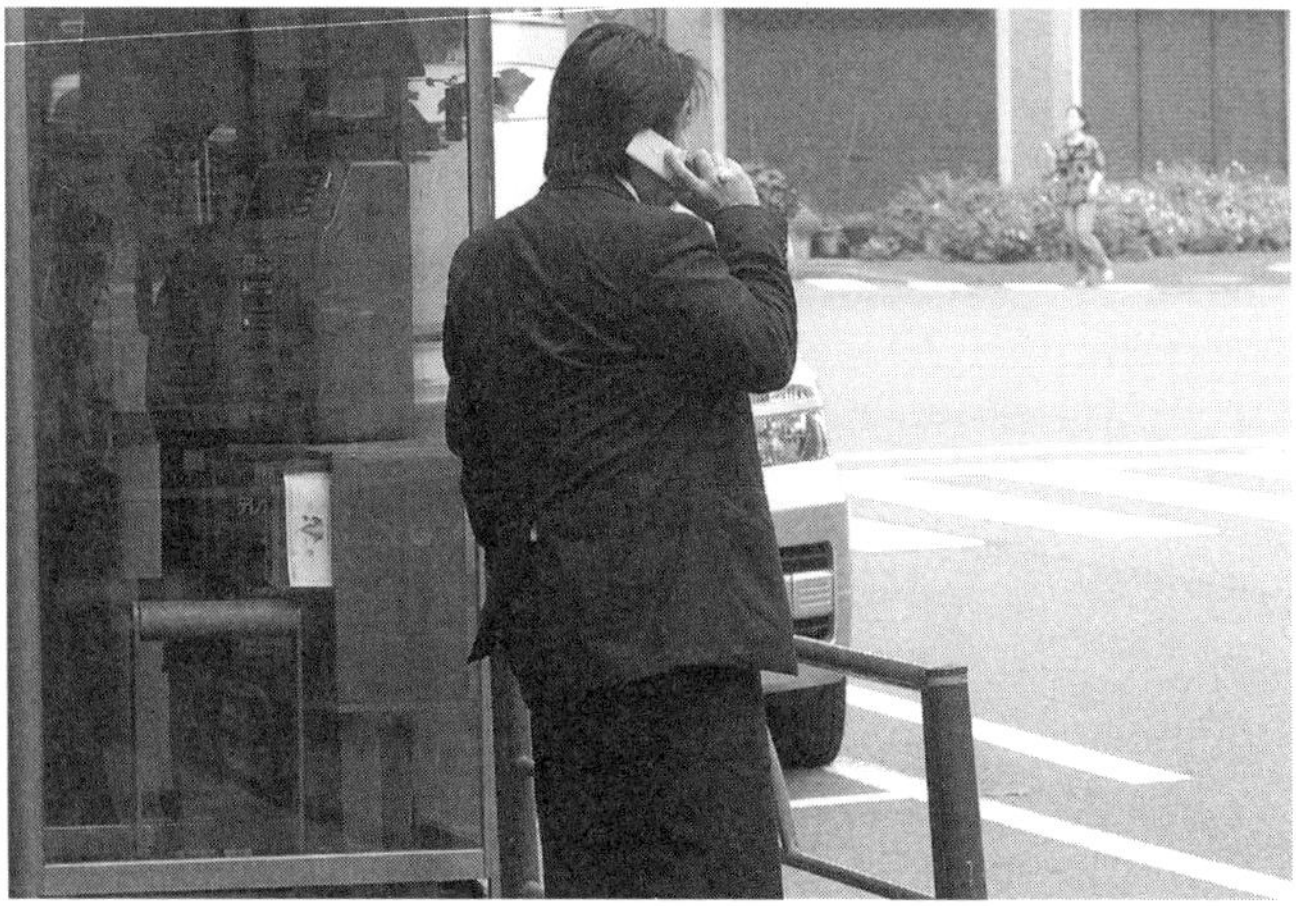

近くに電話ボックスがあるが、携帯電話を使う人が多い。

ディショナー、コンピュータ、ファックスマシン、コピー機、こうなるともう電磁波からは避けられないようです。このようにして私たちは四六時中電磁波を浴び続けているのです。そして私たちを取り囲む電化製品もさらに増え続けているのです。

特に最近は強力な電磁波を発生する電化製品が増えています。電化製品が便利になっているのは、大きなパワーを使っているからともいえます。特に携帯電話やコンピュータの性能の向上は、目を見張るものがあります。携帯電話の場合は、あらゆる場所に設置されたアンテナから休みなく電波を受け続けています。同時に携帯電話からも絶えず電波を発信しています。途中で会話がとぎれたりせず、スムーズに話ができるようになり、さらには動画まで送れるようになったのは、アンテナが増え、そしてそこから強いパワーの電波、つまり電磁波が放出され、携帯電話も強い電波を発信しているからです。

携帯電話会社は各社競って通話品質の向上や、サービスアップなどと称してアンテナを立て続けています。それだけではありません。お店の中や地下の通路、駅の構内など、いたるところにアンテナを設置し、そこから電波を発生し続けています。今や一般の電話は契約せず、ＰＨＳや携帯電話しか持たない人も増えています。携帯電話の種類もＰＨＳからＮＴＴやヴォーダフォン（ソフトバンク）の携帯電話や、ハイパワーのＦＯＭＡと様々です。携帯電話は今やユーザーの数は約八千万人で普及率は七五％にもなっています。

その携帯電話は、本体を耳にあて、つまり直接頭のすぐ近くで会話をします。そうすると頭、つまり脳は強い電磁波を浴び続けていることになるのです。これでは電磁波の影響があるのは容易に想像できます。携帯電話からの電磁波の影響を気にしている人も多いようです。

携帯電話だけではありません。私たちの生活は、これまで紹介したように電磁波に曝《さら》され続けているのです。特に強い電磁波を発生するもの、あるいは弱くても休みなく電磁波を発生しているものには注意が必要です。それらの中には私たちの生活にどうしても必要なものもあります。しかし、逆にそうでもないものもあるはずです。

電磁波について分かってくると、その実態と問題点が見えてくるはずです。電磁波のことを考えながら、今一度、身の回りを見渡してはいかがでしょう。私たちは本当に平和な生活を送れているのか、もう一度考え直してみたくなるに違いありません。

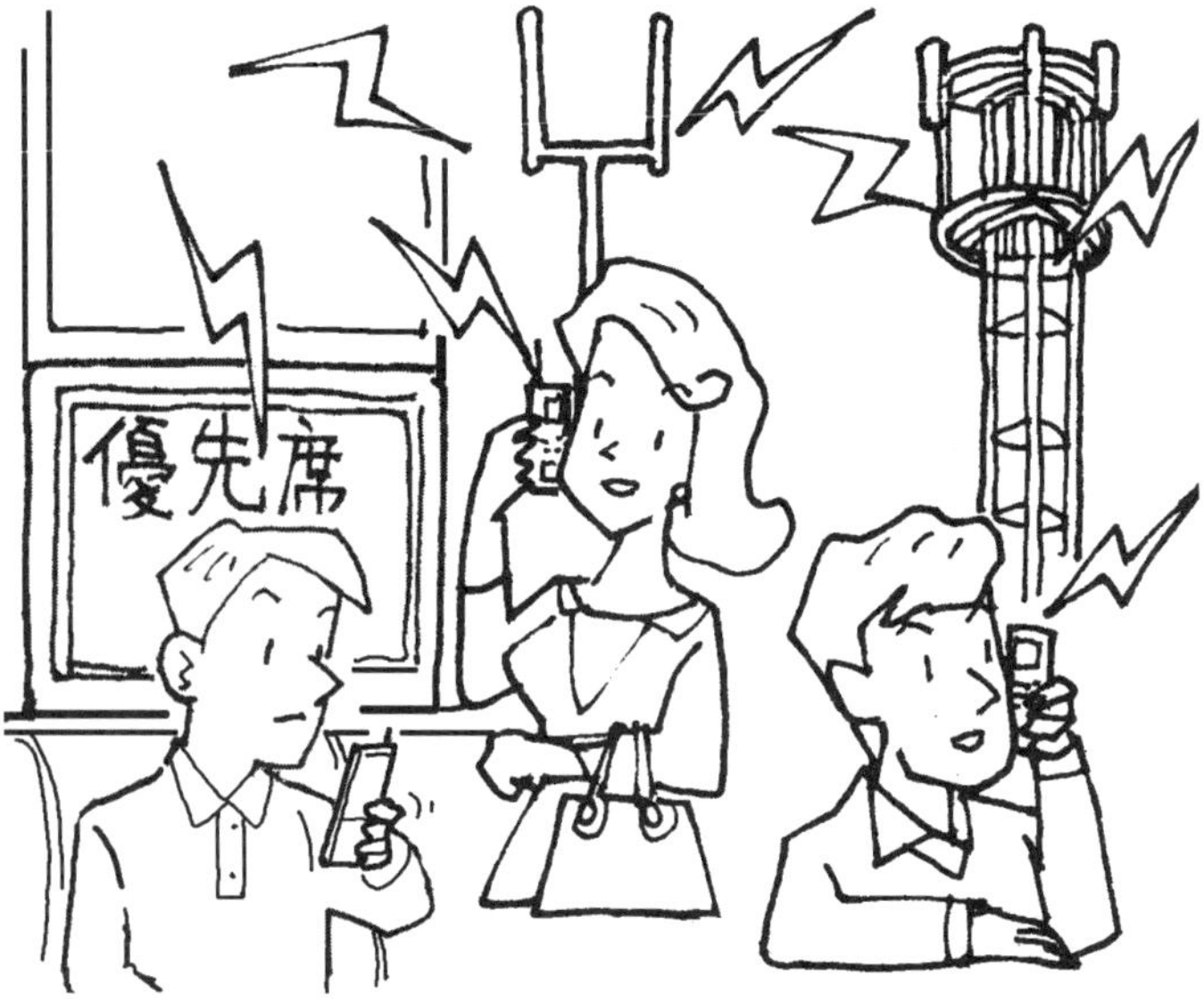

半径二メートルの電磁波問題

私たちの生活に電化製品はなくてはならないものです。しかし、それら電化製品から電磁波が発生していると考えるとどうでしょう。

まず、自分自身の身の回りを見渡してください。目の前に何がありますか。

電磁波を出すものにまずパソコンがあります。デスクトップ型、ノートブック型にかかわらず、大量の電磁波を発生しています。パソコン本体だけでなく、周辺機器といわれるMOドライブ、外付けのハードディスクドライブなどの外部記録機器、さらにプリンター、スキャナーなども同様です。また、パソコンの画面はテレビとは違い、長時間にかけて画面をじっと見続けるものなので要注意です。

パソコンよりもっと身近にあり、注意が必要なものが先にも紹介した携帯電話です。その他PHS、

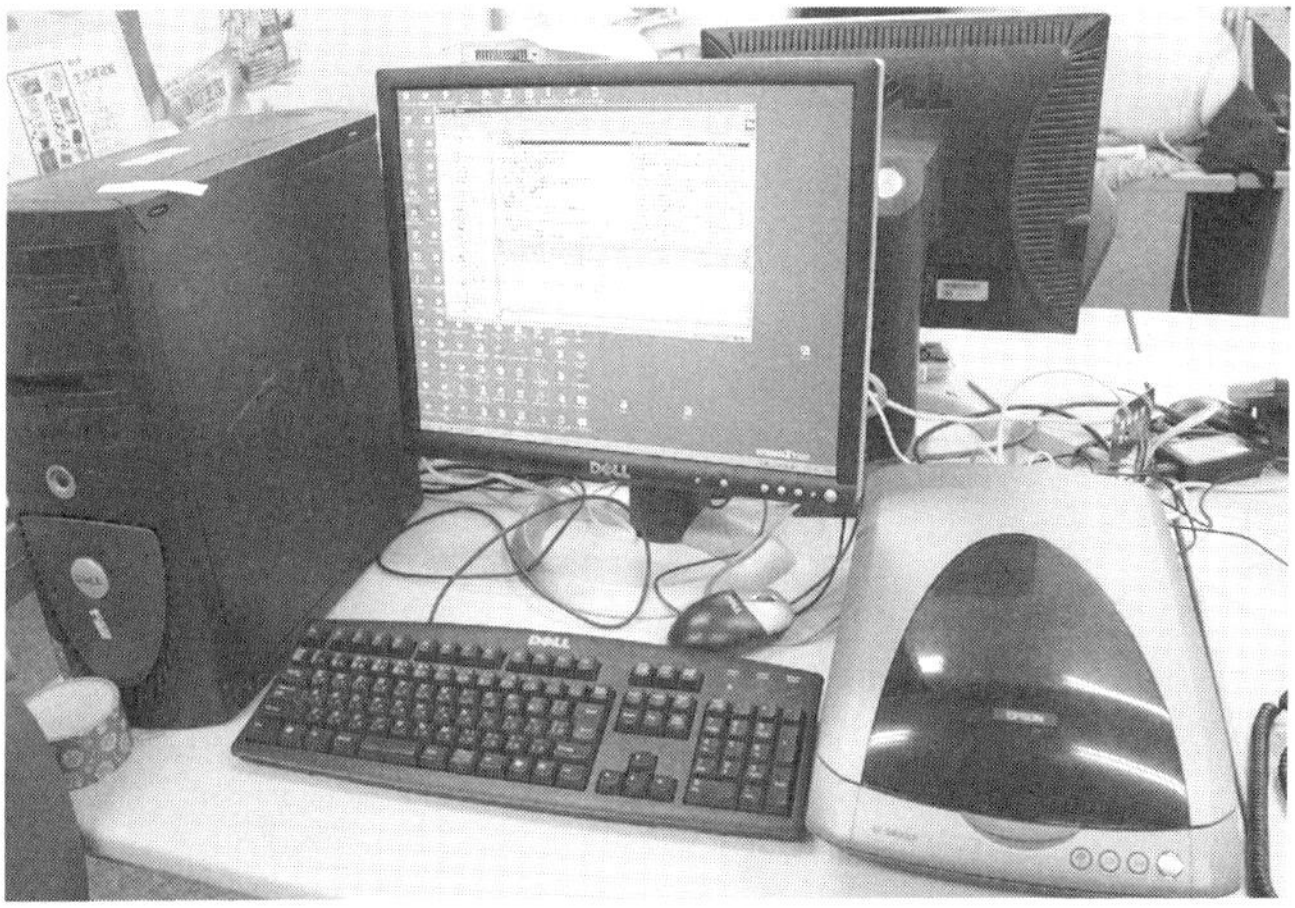

デスクを囲むパソコンとその周辺機器。これからは電磁波が発生している。

家庭にあるコードレステレホンも原理は同じなので、頭への電磁波の影響が考えられます。パソコンや携帯電話は、最近、電磁波の影響が懸念され、メディアでよく取り上げられているので、なんとなく知っている人も多いのではないでしょうか。しかし、知っていても何も対策を取らないと何にもなりません。これらの電化製品からは電磁波が発生するのは間違いないことなのです。

パソコンや携帯電話など、電磁波が発生し、その問題があるといわれているものは、その影響についての何らかの対処ができます。しかし、電磁波について全く触れられていないのに電磁波発生の影響がある電化製品が、実は私たちの周りには数多くあるのです。

食事を作るキッチンはどうでしょう。電子レンジ、ホットプレート、冷蔵庫、オーブントースター、ジューサー、最近利用者が増えつつある、電磁調理器などがあります。

家族が集まるリビングを見てみましょう。ここで考えられる電磁波発生源は、エアコン、ホットカーペット、電気コタツ、加湿器、除湿器、空気清浄機などがそうです。テレビやラジオ、ＣＤラジカセなども同様に電磁波を発生しています。

またトイレやバスルームなどにも電磁波を発生するものがあります。トイレの温水洗浄便座、ヘアドライヤー、電気式シェーバー、洗濯機、乾燥機などです。どの部屋にもある蛍光灯も電磁波が発生しています。寒い季節に使う電気毛布もそうです。

電子レンジは発売当時、珍しいものでした。とても便利でじっとレンジの中を見続けている主婦が多くいたそうです。ところが、電子レンジを使用している主婦の多くが白内障になったころから、病気の原因を調査をしたところ、電子レンジで調理中に、料理の出来具合を見たいためか、また何もせずに料理が出来ていくのが珍しいためか、途中で電子レンジのトビラを開け、中を見つめてしまう人が多くいることが判明しました。それでは電子レンジから発生する電磁波を直接受けてしまい、白内障になってしまいます。そこでメーカーは、トビラを開けると電気がストップする構造にし、もし万一あやまってトビラを開けても、調理が止まる構造にしました。

しかし、これで電子レンジからの電磁波がすべてシャットアウトできたのではありませんし、その問題が解決できたわけではありません。

本来、家は平和な空間であるはずです。しかし、以上あげた中にも、こんなにも電磁波発生源が数多くあり、電磁波があふれているのです。

電磁波の発生源は、家の中だけではありません。

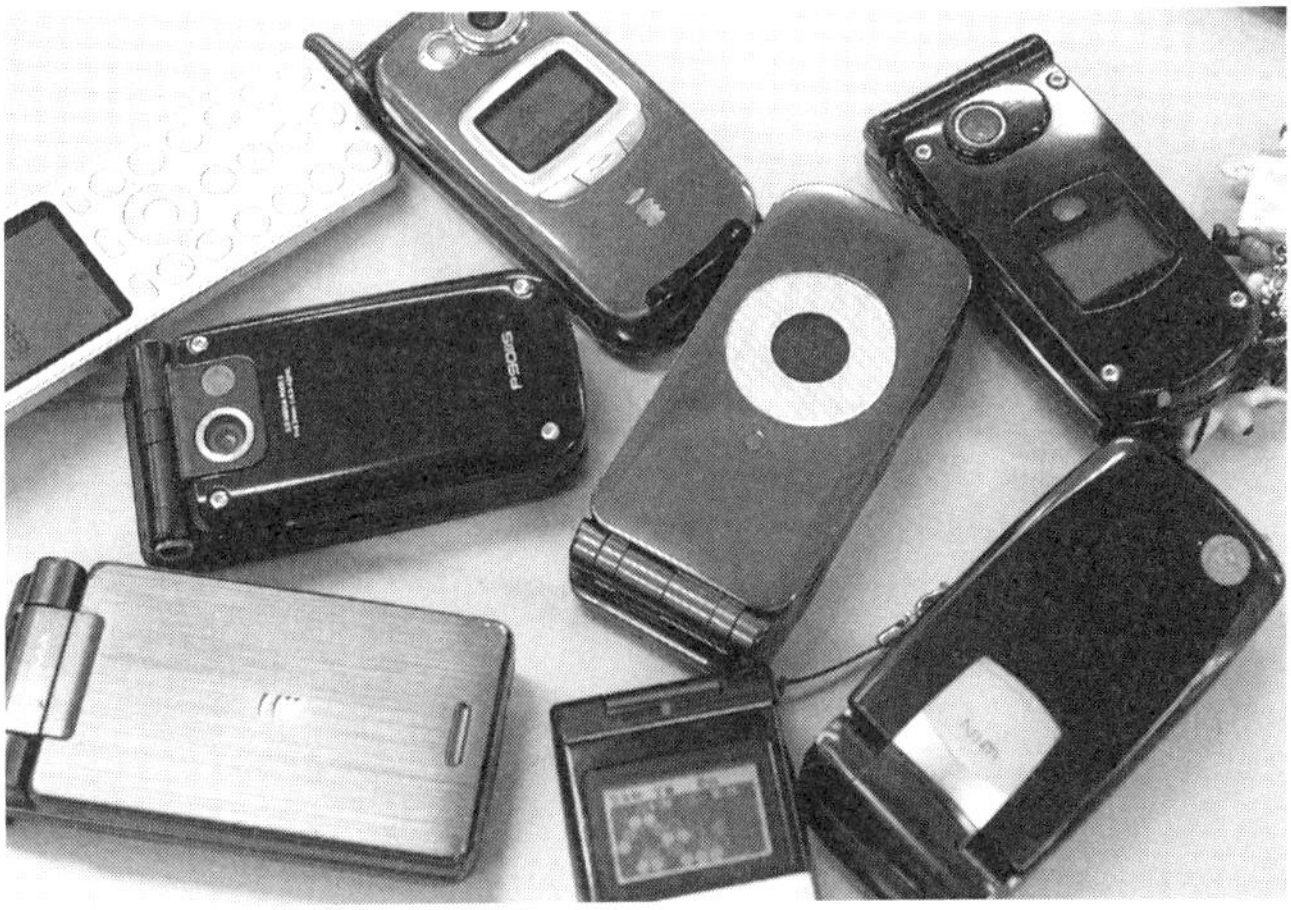

様々な機能が追加される携帯電話。地上デジタル放送が見られるものもある。

半径一〇メートルの電磁波問題

少し見渡す範囲を広げて見ましょう。日本中どこへ行っても目にするものに電信柱があります。これはもちろん電気を送るためのものですが、その電柱には電線だけではなく、灰色のバケツのようなものがのっかっているのを見たことがあるでしょう。これは電気を送る途中に、電圧を家庭用の電化製品に合わせるための変圧器です。これからは実はかなり強い電磁波が発生しているのです。

電柱のことを考える前に、発電所から各地に送られる大きな送電線について触れなければなりません。この送電線は大きいものは高さ約一四〇メートルもあり、小さい

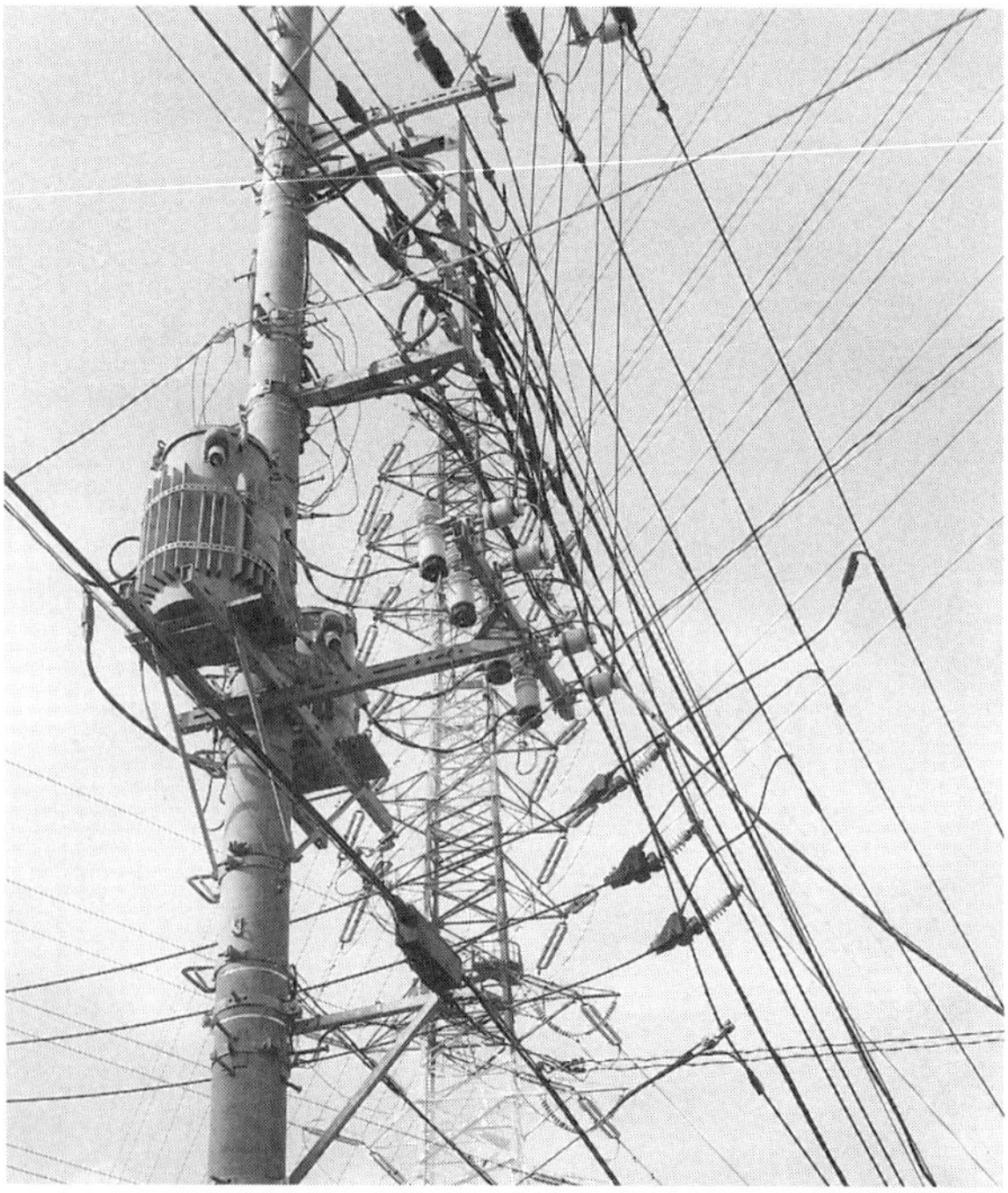

電信柱によりグレーのバケツのような変圧器も付けられている。これが強い極低周波を発生する。

ものでも一〇メートル程度といずれにしても大きなものです。現在では最高五〇万ボルトの電流が流れていますが、将来を見越して一〇〇万ボルトに耐えられるような設計になっています。首都圏で使われる電気は、この送電線を通って、遠く新潟や福島から送られてくるのです。その名の通り高圧の電気が流れていて、電磁波が発生するだけでなく、倒壊の可能性もあります。

最近急激に増えたものに携帯電話のアンテナがあります。それに大きな鉄塔のような携帯電話の中継基地局も増えました。小さいものはＰＨＳのアンテナで、電柱やビルや家屋の壁に見ることが出来ます。小さいものはあまり目立たないので、知らない間にマンションの屋上や、すぐ近くに設置されているかもしれません。

なかには小学校の屋上に携帯電話のアンテナを建てようとした例もあります。横浜市や川崎市で

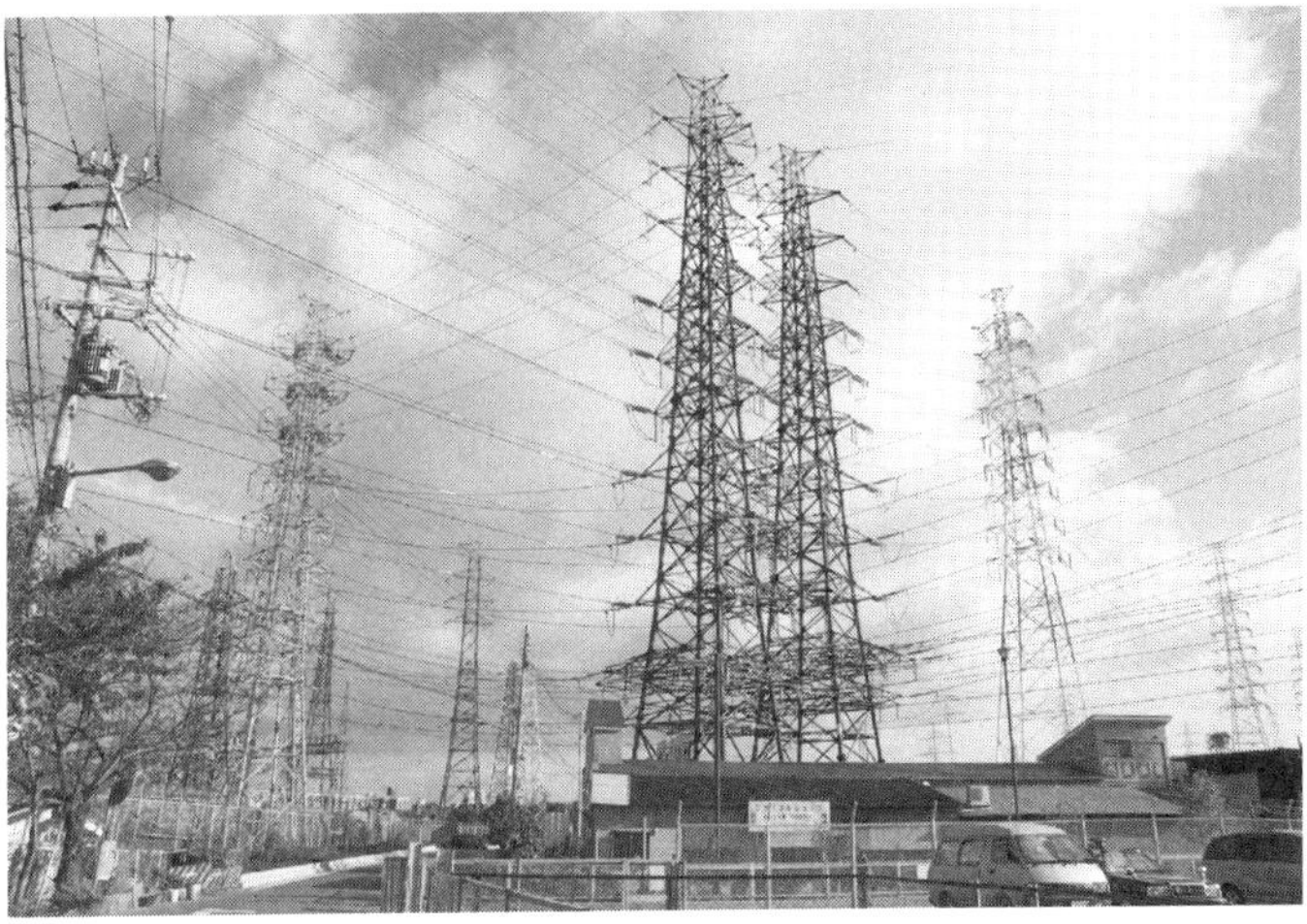

何本もの送電線が交差する大阪・門真市の古川橋変電所近くの風景。

は、学校事務労組や一部の市会議員が問題視し、「設置撤回」を勝ち取りました。しかし、携帯電話の利便性が優先され、アンテナ設置の許可を出しているところもあるかもしれません。

携帯電話のアンテナや送電線は、目に見えるものですが、電磁波の発生源には、あまり目立たず、その影響を知らされずに、便利だからと使っていたら電磁波の影響を受けてしまったということもあります。

例えば、新築のマンションは、清潔で、安全であるという理由で、オール電化のところが増えています。そのようなマンションは、一棟で大量の電気を消費することになります。となると電気の供給量が不足してしまいます。そのために電力を上げたり、また自ら電気を作り出すために発電所を地

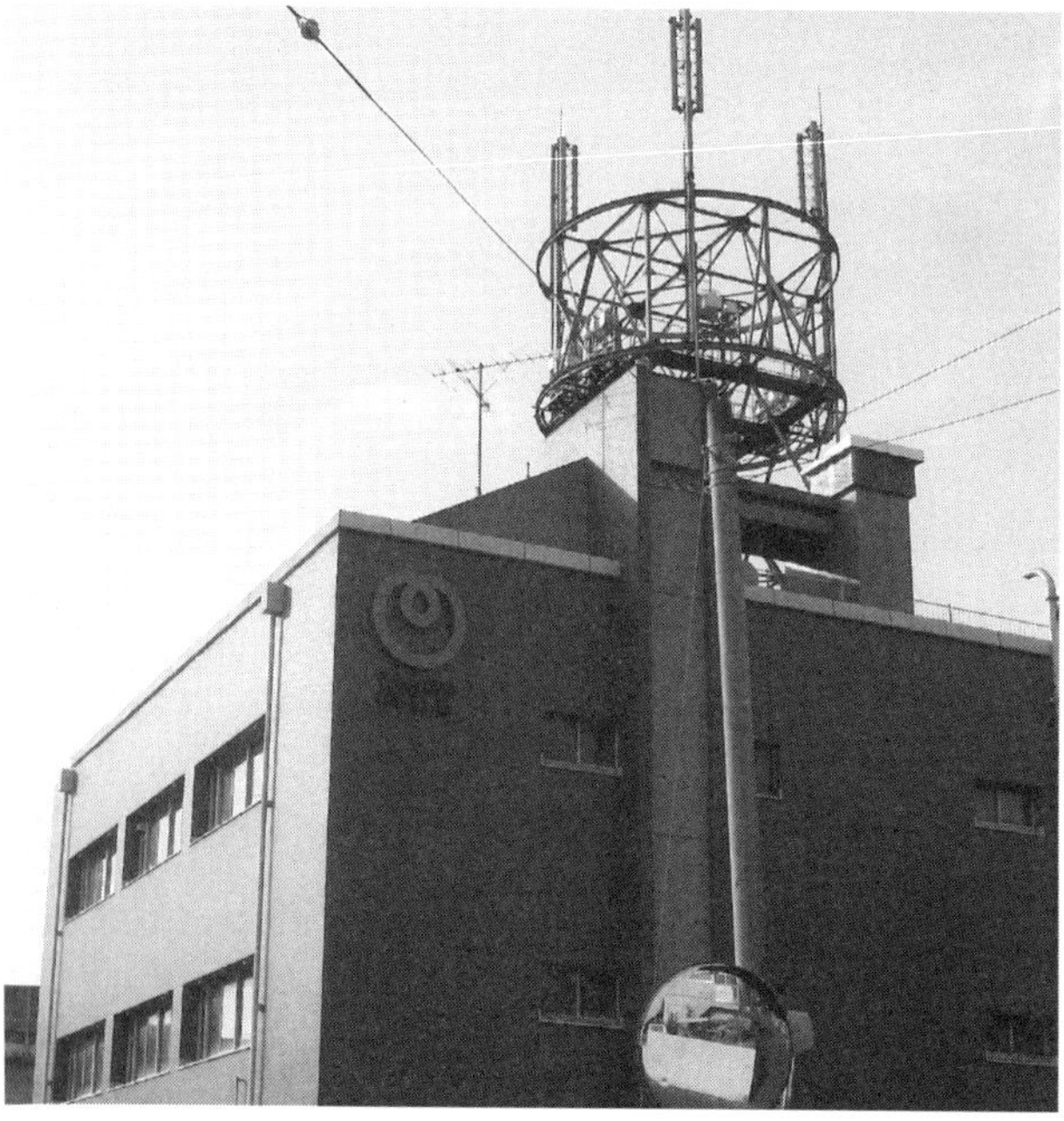

携帯電話基地局は、自社のビルの上などに設置されている場合が多い。アンテナ、発電機などが並ぶ大規模な施設である。

下に持っているところもあります。マンション全体にとっては電力不足が解消され、そのマンションにとってはいいように思えますが、その近くに住んでいる人は、変圧器や発電機から発生する大量で強力な電磁波を浴び続けることになるのです。マンションを購入したり、新築マンションに引っ越す場合は、オール電化のリスクを理解する必要があります。

さて、ここまで紹介したものは、何となく電磁波との関連を想像できるものだと思います。それだけでなく、えっ、こんなものも？　というものにも電磁波の影響が考えられます。

まずは、コンビニエンス・ストアです。

コンビニの出現は生活を一変させました。コンビニは二四時間いつでも必要なものが手に入る便利なところです。しかし、このコンビニはその存在が遠くからでもわかるように、照明がとても明いものです。時々利用する人にとってはよいのですが、仮に一階にコンビニがあるマンションに住んでいるとしたらどうでしょう。引越した当時は便利に感じるかも知れません。しかし、コンビニは二四時間休むことなく、煌々《こうこう》と照明が輝いています。また空調設備も休みなく働いています。つまり、一時も電気が止まることがないのです。コンビニのすぐ上で生活していると、階下のコンビニの蛍光灯から、知らないうちに電磁波を浴び続けていることになってしまうのです。夜中に明かりを付け続ける自動販売機も同様です。

携帯電話といえば、最近では電車の中の優先席付近では携帯電話の電源を切るようにアナウンスされています。しかし、現実は電源を切っている人はごくわずかのようです。また、車内での通話は禁止しているものの、メールを送受信するのはいいという傾向にあります。しかし、通話していないから問題ないかというとそんなことはありません。通話もメールの送信も電波を発している原理は同じで、電磁波の問題は全く解決されていません。

さらに電車は鉄でできた箱なので、電波が乱反射して強くなるという研究もあります。いずれにしても、電車内での携帯電話の使用は、電磁波を発生していることには間違いありません。

繁華街で目立つゲームセンターは電磁波発生の巣窟《そうくつ》です。各ゲーム機からはもちろんですが、店内や出入り口の照明機器もその勢いを強めているようでもあります。

一方、静かで平和的なイメージのある図書館も、実は電磁波を発生しているところ

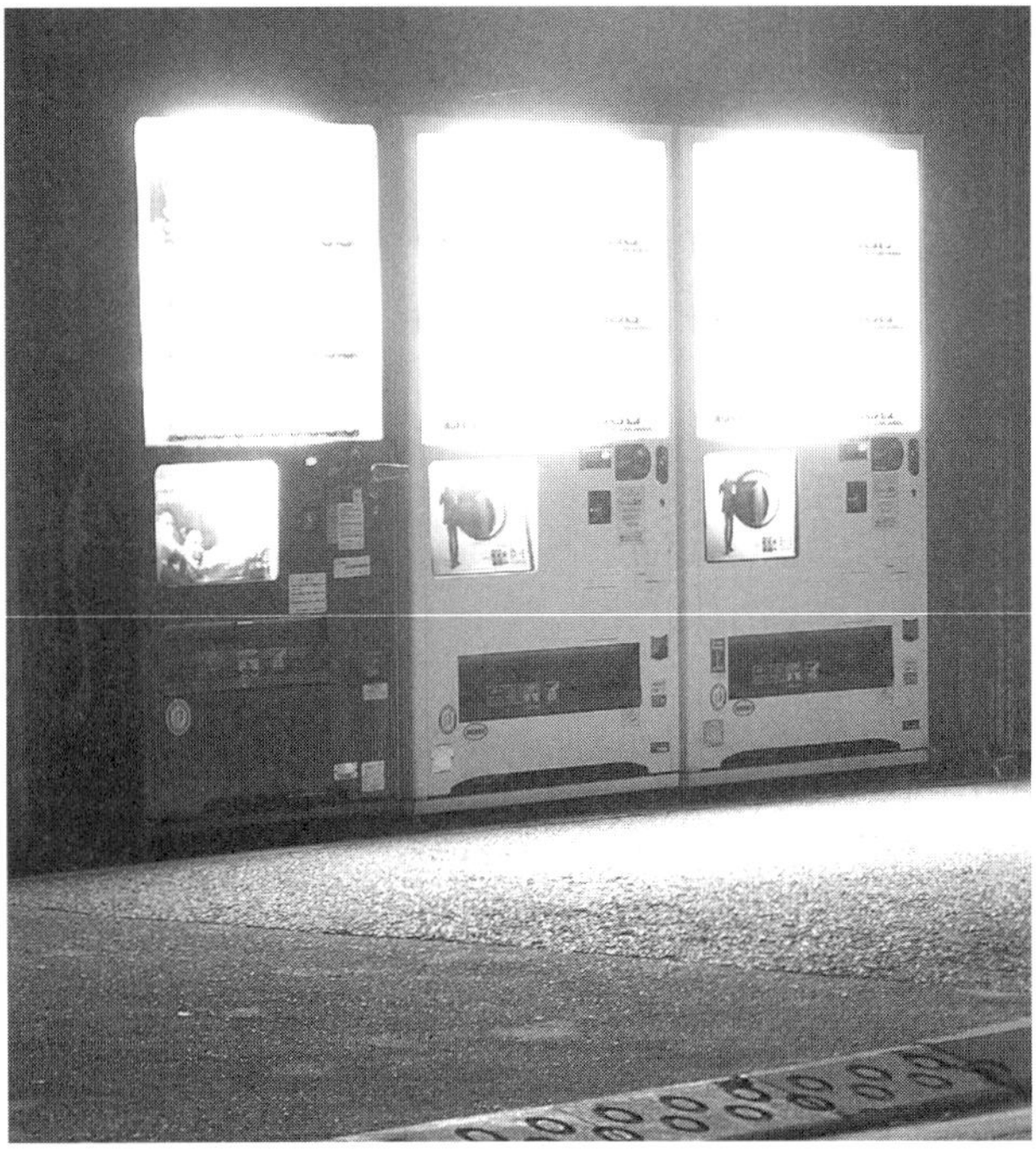

二四時間休むことなく稼働する自動販売機。ここからももちろん休むことなく電磁波が発生する。

があります。図書館の出入り口にある盗難防止装置のゲートからは強力な電磁波が発生しています。また、図書の貸し出し・返却作業をするための磁気記録読み取り装置を使う図書館職員が、その装置から出る電磁波を浴びて体の不調を訴えたことがありました。先に触れた盗難防止装置は、全国約二〇〇〇カ所の図書館に設置しているようです。あなたの家の近くの図書館もこの盗難防止装置があるかもしれません。図書館でなくても、レンタルビデオショップやCDショップ、さらに一般の書店などにも導入されており、知らない間にそこを日々通過してることでしょう。

このように、私たちの身の回りには、いかに多くの電磁波発生源があるかおわかりいただけたと思います。これらの電磁波発生源となる電化製品は、私たちの生活に欠かせないものになっているものばかりです。

では、電磁波から避けるために、これらの電化製品を使わない生活ができるかといえば、それは不可能に近いことでしょう。ここで取り上げた電化製品の中には比較的新しく開発されたものが多く、消費電力や電磁波の発生を少なく改良した電化製品もあります。また発生源、つまり電化製品自体から離れることでいくらか軽減することもできます。

電磁波問題と聞くと、なんだか難しいし、少しでも電磁波が出ているものはすべて危険と決めつけるのではなく、何が問題で、何が問題が少ないのかを冷静に判断することが、とても重要なのです。

大切なことは、まず、電磁波について知ることです。

Chapter 2

第二章　電磁波とは

1　電磁波とは何か

電磁波の定義と種類

「電磁波」とはいったい何なのでしょう。電気、それとも磁気、怖いもの、安全なもの。どうやら電磁波は何だか怪しい妖気のように考えられているようです。ちなみに電磁波を『広辞苑』で調べてみると「電磁場の周期的な変化が波動として伝播するもの。マクスウェルの電磁理論により、光やX線が電磁波にほかならないことが示された」とあります。しかし、これではまだよくわからないかもしれません。

では電磁波とは何であるか、もう少し詳しく解説しましょう。

まず第一に、電磁波は自然界にさまざまなかたちで存在しているものなのです。私たちが毎日接している太陽光線も電磁波の一つです。日焼けの原因となる紫外線や、文字通り目にみえる可視光線、テレビやラジオなどの電波も、レントゲン検査などで利用されるX線も電磁波の一種です。それらは、光であり、電波であるわけです。これらは周波数の違いによって呼び方さえ違っていますが、電磁波の仲間です。そして電磁波は、自然界に存在しているものと、人間が新たに作り出したものがあります。いずれにしても私たちのとても身近なところに存在するものなのです。

電磁波は、その名前が示す通り、電気と磁気によって成り立っています。電気の力が発生する電場と、磁気の力が発生する磁場を生み出しながら移動しているものです。電場と磁場は、つねにお互いに振動しており、一秒間の振動回数を周波数といい、Hz（ヘルツ）で表します。つまり電磁波とは、電場と磁場が構成するエネルギー帯といえます。

ただし、一般的にはこの一連の電磁波の仲間すべてを電磁波とはいわず、いろいろと名前を変えて呼んでいます。同じ出力条件とすれば、電場と磁場の振動数が多い放射能やレーダーのようなもの、周波数が高いものはエネルギーが高く、周波数が低いテレビ波やラジオ波は、エネルギーが小さいのです。

電磁波は周波数の高い順に、γ（ガンマ）線、X線、紫外線、可視光線、赤外線、レーダーなどのマイクロ波、テレビやラジオなどの電波に使われる中波・短波などがあります。

紫外線よりも周波数の高い電磁波を、γ（ガンマ）線、X線を放射能といい、物質を構成する原子や分子を電離させる作用があるため電離放射能とも呼ばれています。

一方、赤外線より周波数の小さい電磁波を非電離放射能と呼んでいます。また、日本では、この赤外線より周波数が小さい、非電離放射能のことを、一般的に電磁波と呼んでいるようです。

しかし、これらは、いろいろな呼び方をされていますが、すべて電磁波にはかわりないのです。

電磁波には電場と磁場があり、この二つが作り出す空間を電磁場といいます。この電磁場のうち地場にかぎっていえば変動しない静磁場と、変化する変動磁場があります。静磁場には地球そのものが持っている地球磁場、磁石などがあり、一方、変動磁場の代表的なものに私たちが使用している、東日本が五〇Hz、西日本六〇Hzの交流電流があります。

電磁波の種類

電磁波はファラデーが電流の磁気作用を研究し、電磁誘導を発見し、その考えを発展させたジェームズ・クラーク・マクスウエルが、電気と磁気からなる電磁波の存在を理論的に示しました。そして一八八八年にはその電磁波が実際に存在する事をハインリヒ・ルドルフ・ヘルツが確認したのです。

電磁波には周波数の高いものや低いものと、さまざまな種類があり、それぞれに特徴があります。最も周波数の高いγ（ガンマ）線は、これらの領域に属する放射能がまだ謎の存在であった当時に、発見された順にα（アルファ）線、β（ベータ）線、γ（ガンマ）線と名付けられたことに由来します。その後の研究によってβ（ベータ）線は、電子核が崩壊するときに原子核から電子が一個飛び出すと

電磁波の種類と用途

周波数（Hz：ヘルツ）：10^{22}、10^{20}、10^{18}、10^{16}、10^{14}、10^{12}、10^{10}、10^{8}、10^{6}、10^{4}、100、10

種類				用途
電磁波	電離放射線		r線	医療 材料検査
			x線	医療 材料検査 x線写真
	非電離放射線	光	紫外線	
			可視光線	
			赤外線	赤外線こたつ
			遠赤外線	
		電波	マイクロ波：サブミリ波	
			マイクロ波：ミリ波	レーダー
			マイクロ波：センチ波	衛星放送
			マイクロ波：極超短波	テレビ　電子レンジ　携帯電話
			超短波	FMラジオ　テレビ
			短波	短波ラジオ
			中波	AMラジオ
			長波	船舶・航空機用通信　ＩＨ調理器
			超長波	
			極低周波	50／60Hz 家庭電化製品 送電線

電波防護指針　諮問89号「電波利用における人体防御の在り方」平成9年4月24日の図1「電磁波の周波数と電波の利用例」から作成。

電磁波の種類と用途

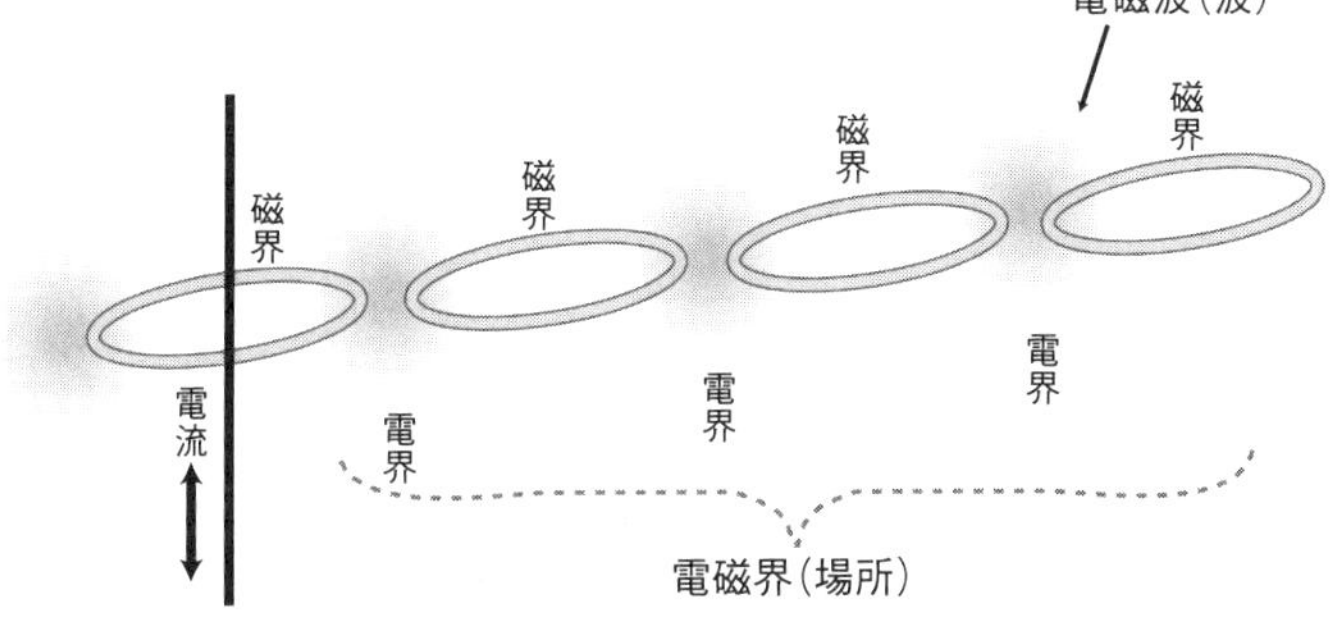

きに出される電子線であり、α（アルファ）線は、ヘリウム原子核の粒子の流れであることがわかりました。そしてガンマ線は、高エネルギーの光子《こうし》と解明されました。ガンマ線はガンの治療や品種改良などに使われています。なおα線とβ線は電磁波の仲間ではありません。

X線はドイツの物理学者レントゲンにより発見されました。このX線という名も未知の光線でしたのでX-Rayと名付られたことに由来します。X線は医療用としてレントゲン写真に利用されています。

以下波長順に説明します。紫外線ももちろん電磁波の一種で目に見えません。肌が日焼けするのは、この紫外線の影響によるものです。太陽から放出される紫外線の中には、波長の短いもの、中くらいのもの、そして長いものがあります。波長の短い紫外線は、殺菌灯として使用されていて、DNAを破壊するものです。太陽が発する紫外線のうち波長の短いものは、地球の表面を覆っているオゾン層に吸収されるので、地上に届くことはありません。しかしオゾン層の破壊により、波長の短い紫外線もその一部が地表に届くようになってしまっています。波長の中くらいのものは、海や山などに出かけたときに日焼けの原因となるものです。日焼けは健康的に見えるかもしれませんが、実は皮膚がやけどをしているのです。波長の長い紫外線はくもりの日も地表に届き、人の皮膚の奥深くまで到達します。この波長の長い紫外線は生活紫外線とも呼ばれています。

電磁波の中でも一番私たちに身近なものが可視光線で唯一目に見える電磁波です。太陽の光や昼間の明るさを感じさせてくれる光です。紫外線や赤外線など目に見えないものと区別して可視光線と

アンテナ出力と電磁波強度の関係

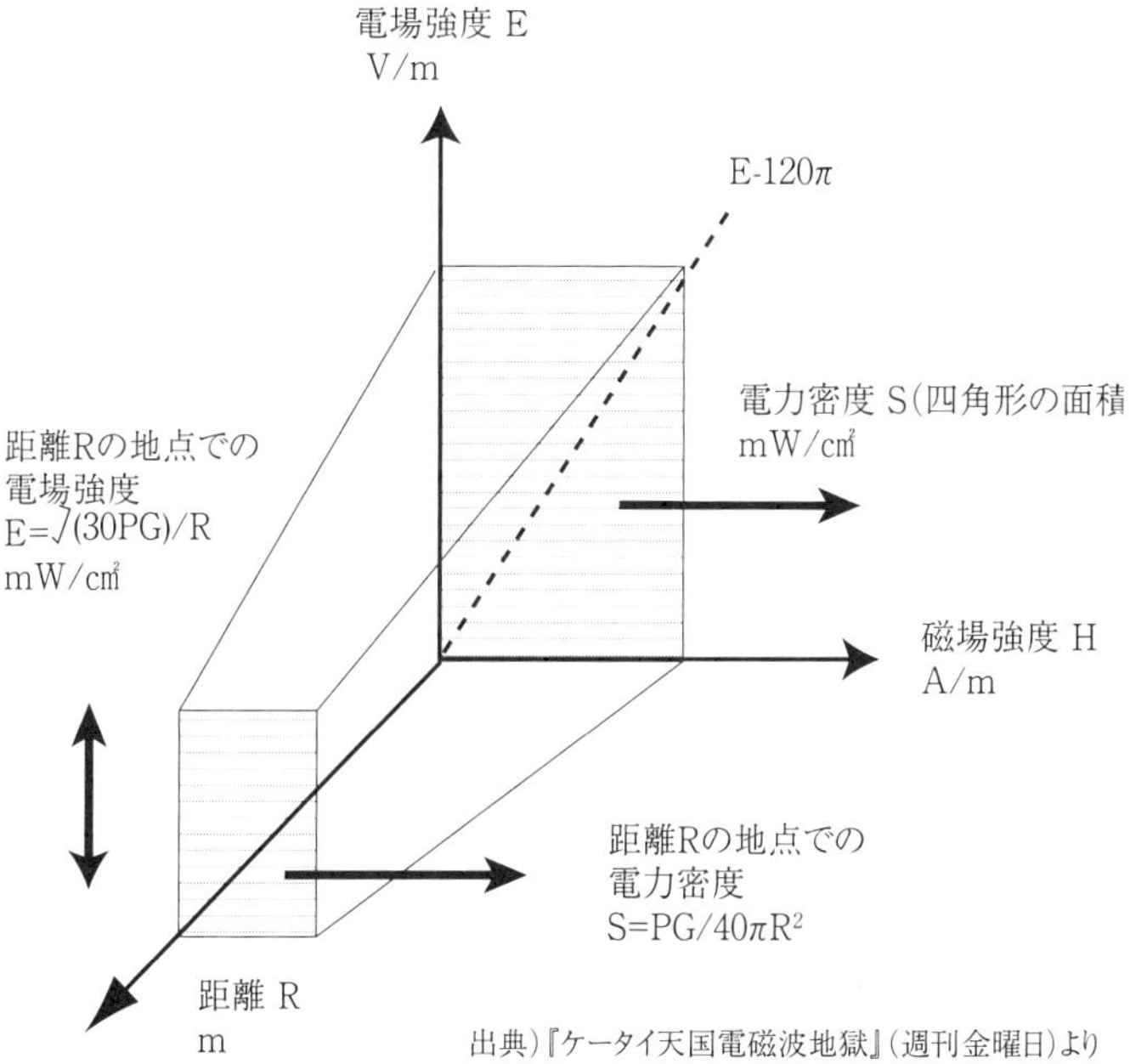

出典)『ケータイ天国電磁波地獄』(週刊金曜日)より

呼びます。可視光線は波長の短いものから紫、赤紫、青、緑、黄、橙、赤と七つの光からなっています。

赤外線は熱を発することにより発見されました。コタツなどで赤い光を目にした人も多いと思いますが、実際には赤い色をしているわけではなく、目に見えません。通信用や家庭用として使われています。

電磁波の中でも電波は波長の長さの違いでさまざまな場面で利用されています。テレビやラジオなどの放送や、レーダーや通信衛星などの通信用などがあります。波長の非常に短いマイクロ波は電子レンジに利用され、水の分子を加熱します。

そして私たちの身近な電気として

使われている五〇Hzや六〇Hzの極低周波があります。極低周波の波長は五〇〇〇～六〇〇〇キロメートルあり、電場と磁場に分けて考えます。極低周波は、発電所から送電線、配電線などを経て、一般の家庭に届き、家の中のさまざまな電化製品に使われています。あまりに一般的なので、問題ないと考えられているところもありますが、国連機関であるWHO（世界保健機関）の下部機関であるIARC（国際がん研究機関）が、極低周波電磁場を発がんリスク「2B」（可能性あり＝possible）に正式にランク付けしています。

以上が代表的な電磁波です。これでおわかりのように電磁波は私たちの生活に深く浸透しているのです。自然界にもともと存在したものもあれば、人間が新たに作り出したものもあります。

前にも述べましたが、地球自体も磁気を帯びており、磁石が北を指すのはそのためです。自然界に存在する電磁波は安全なものといえます。別の言い方をすれば、これらの電磁波を克服した生物のみが現在生き残っているともいえるのです。それらの電磁波に人間は抵抗力と順応性があるのです。問題は人間が作り出した電磁波の量と使用法なのです。

電磁波の単位と表し方

電磁波を巡る状況の中で話を難しくしている一つに、電磁波を表す単位があると思われます。ミリガウス、ヘルツ、ボルトなど電力なのか磁力なのか、はたまた電力密度なのか。電磁波を知るには

電磁波の単位

	例	測定単位
低周波	電化製品	磁界（ガウスor テスラ）と電界（W/cm）
高周波	携帯電話	電力密度（mW/cm）or 局所SAR（W/kg）

電磁波の単位2

磁界

1G（ガウス）＝0.1mT（テスラ）
10000G（ガウス）＝1T（テスラ）

電界　　1KV/m＝10V/m

単位の変換

磁場の強さ	磁束密度	テスラ（T）	0.001	0.0001	0.00001	0.000001	0.0000001	0.00000001
		マイクロテスラ（μT）	1,000	100	10	1	0.1	0.01
		ガウス（G）	10	1	0.1	0.01	0.001	0.000
		ミリガウス（mG）	10,000	1,000	100	10	1	0.1
	磁場強度	アンペア・パー・メーター（A/m）	795.775	79.577	7.958	0.796	0.08	0.008
電場の強さ	電場強度	ボルト・パー・メーター（V/m）	300,000	30,000	3,000	300	30	3
	電力密度	ワット・パー・平方センチ・メーター（W/㎡）	238,732,415	2,387,324	23,873	239	2	0.02
		ワット・パー・平方センチ・メーター（W/㎠）	23,873,241.46	238,732.42	2,387.32	23.873	0.239	0.002

出典）『ケータイ天国電磁波地獄』（週刊金曜日）より

その表し方を今一度整理し理解するのがとても重要です。

実は、電磁波は低周波か高周波かによって、電磁波の種類が違うので一概に同じ単位で比較できないのです。よって測定の方法が違い、表す単位が違います。

極低周波は五〇Hzの場合、波長が約六〇〇〇キロメートルです。宇宙ステーションから見た電場と磁場は交互に絡み合う波として一体化しているのがわかりますが、私たちの生活の場では電場と磁場は波長が長すぎるので、別々に出てきたように見えます。そのため極低周波は電場と磁場に分けて測定し、表します。電界の強さを表す単位は「キロボルト／メートル（kV／m）」や「ボルト／センチメートル（V／cm）」です。ちなみに一kV／mは一〇V／cmです。電界とは、電圧のあるところに発生します。セーターを脱ぐときにでる静電気も電界がおこす仕業です。

もう一方の磁界は、一般的には磁束密度《じそくみつど》を表す単位の「ガウス（G）」で表されていました。ただし、一九九七年十月一日から磁束密度の国際単位はガウスから「テスラ（T）」に変更されましたが、まだガウスも使われています。ちなみに一G（ガウス）＝〇・一mT（ミリテスラ）、一万G（ガウス）＝一T（テスラ）となります。磁界は磁石の周りに砂鉄を置いたときに、NとSを結ぶ筋を生じさせます。これは磁界があるからできるのです。

低周波では磁界の強さを表す「ガウス（G）」で表すのが一般的です。低周波を測定するものに各家庭にある電化製品や、送電線や配電線などがあります。例えば送電線の近くでは四ミリガウスあるとか、パソコンの画面からは〇・五ミリガウスの強さがあるなどと表します。

一方、高周波は波長が小さく、電界と磁界が一体化しているので電力密度という単位で表します。単位は「μW／㎠（マイクロワット／平方センチ）」または「mW／㎠（ミリワット／平方センチ）」です。一平方センチメートルの面積に、何ミリワットの熱量が通過したかで考えます。高周波で測定するものの代表に携帯電話、携帯電話のタワーなどがあります。

また、高周波の強さについては、ＳＡＲ値も知っておくとよいでしょう。ＳＡＲ値とは、「比吸収率（Specific Absorption Rate）」の頭文字をとった略語で、単位質量の組織に単位時間に吸収されるエネルギー量のことです。つまりこの値から、人体がある電波を発する機器から、一定の時間でどのくらいのエネルギーを受けるのかがわかるのです。携帯電話などの頭部付近で使用する無線機器から発生する電磁波を測定する場合によく使われています。

つまりは、低周波は、「ミリガウス（mG）」あるいは「マイクロテスラ（μT）」。高周波は、「マイクロワット／平方センチ（μW／㎠）」または「ミリワット／平方センチ（mW／㎠）」と理解するとよいでしょう。

2 電磁波への対応・国際基準

電磁波に対するＷＨＯの対応

電磁波の規制は、世界保健機関（ＷＨＯ）が一九八七年、電磁波についての環境健康基準を公表しています。ＷＨＯはまた、電磁波の健康影響について、一九九六年から国際電磁界プロジェクトを開始しました。極低周波は二〇〇六年、高周波は二〇〇八年までにすべての健康リスク評価が完了することになっています。このＷＨＯの指針について紹介しましょう。

ＷＨＯは、「電磁界の健康影響に対する公衆の懸念に対応するためのハンドブック」を作成しています。これはＷＨＯが考える電磁界に暴露（曝された）時に起こること、電磁界のリスクコミュニケーション、つまり電磁波の危険をどう認識するか、そして電磁界に対する科学に基づくアプローチと予防アプローチなどが掲載されています。しかし、ここに書かれていることは電磁波に接することで起こることの核心をついたものではなく、電磁波に曝されることで起こることの表層的なことにとどまっています。

では電磁波に曝されたとき何が起こるのでしょう。WHOの指針では「体表面からの電磁界暴露が人体とその細胞に及ぼす影響は、電磁界の周波数と大きさあるいは強さに依存する。周波数は一秒当たりの振動あるいはサイクル数を表す。低周波では、電磁界は人体を通過するが、無線周波では、電磁界の一部が組織に浅く侵入し吸収される」とあります。ここでいう低周波とは、五〇Hzや六〇Hzなど家庭用の電力などに使われている電磁波のことで、無線周波とは、レーダーや電子レンジなどに使われている高周波のことをいいます。

WHOは、低周波、無線周波については以下のように説明しています。

「低周波電界は組織の表面における電荷の分布に影響を与え、体内に電流を生起させる。低周波磁界は体内に渦電流を誘導する。この誘導電流の強さは外部の磁界の強さと電流が流れるループの大きさに依存する。誘導電流が十分に強い場合、神経と筋肉の刺激が生じる」としています。

この記述の中で、「誘導電流が十分に強い場合、神経と筋肉の刺激が生じる」とあります。つまり低周波電界（低周波）は人体に影響があることはWHOも認めているのです。ところが、電磁波の健康に対する影響はないという人たちは、「十分に強い場合」という点をとらえ、さまざまなケースで「十分に強くない」から大丈夫だと説明しているのです。

しかし、仮に十分強くなくても慢性的に曝されていると影響がないはずがありません。長期にわたっての影響については、ＷＨＯは現在のところは言及していません。私たちが生活している環境を考えると、一瞬、電磁波を強く浴びることより、弱くても慢性的に電磁波に曝されることの方が多いはずです。

次に高周波についてです（高周波は、ＲＦ＝無線周波と表現することもあります）。同じくＷＨＯの指針によると「無線周波（高周波・著者注）電磁界は体内にわずかの深さだけ侵入する。そのエネルギーは吸収され、分子の運動に変換される。急激に動く分子の間の摩擦によって温度上昇が生じる。この効果は、家庭での電子レンジによる食物の加熱、工業用のプラスチック溶接や金属加熱に利用されている。人が生活環境の中で通常曝露する無線周波電磁界のレベルは、これらの加熱に必要なレベルよりもはるかに低い」とあります。

ＷＨＯの指針からは、高周波のエネルギーは人体に吸収され、そして加熱されることがわかります。その一つの例として電子レンジを取り上げています。携帯電話も高周波なので、エネルギーが通話部分、つまり頭に吸収され加熱されるのです。携帯電話で長時間通話をしていると、耳から頭の部分が熱を帯びていると感じたことはありませんか。このような例をあげて、電磁波の中の高周波の影響を、ＷＨＯでも認めているのです。

しかし、ＷＨＯは現状にある高周波は、これらの加熱に必要なレベルよりもはるかに低いとし、あたかも問題がないようにも取られる書き方をしているのです。この点をとらえ、携帯電話の電磁波は問題ないとする研究者もいるのです。高周波も低周波と同じように、短い時間、電磁波に曝される場合と、長時間の場合とでは、その影響は大きく異なってきます。WHOもこのことについては「長期間の環境曝露はたとえ小さくても、ストレスを生じる場合には健康に危険を及ぼす可能性がある」と一応言及はしています。

さて、WHOのハンドブックの中でも注目すべき項目があります。それは二〇〇一年にWHOの国際がん研究機関（IARC）専門家科学グループが研究発表したものです。それは静的電磁場と極低周波磁場の発ガン性に関するもので、極低周波電磁場は小児白血病の疫学調査に基づいて、人にとって発ガン性があるかもしれない（2B＝発ガン可能性あり）と分類されたのです。その原因となる極低周波電磁場を発生させるものは携帯電話、パソコンなどがあり、これらは、とても私たちの身近なところに存在するのです。

注目される国際電磁波プロジェクト

WHOは、無線周波電磁場の健康に関する報告では、低レベルの無線周波電磁場については健康影響を引き起こさないとしています。しかし、全く問題がないかというと、一部の科学者の中は脳の活動性、反応時間、睡眠パターンの変化などが携帯電話を使用することで影響があることも報告しているのです。この影響は人の正常な変動範囲内だとしていますが、同時にWHOは、携帯電話の技術は新しいので、研究や調査がまだ及んでおらず、長期的な影響の可能性は排除することはできないと、携帯電話の健康に与える影響も示唆しています。

ＷＨＯの報告でもあるように、日々、携帯電話の技術は、進歩あるいは変化しています。一年前と現在では技術が変わっているのと同様に、発生する電磁波の量や大きさも変わっています。それゆえに注意が必要なのです。携帯電話が安全であるという主張は、数年前の理論や根拠を元にしていますが、それは今では状況が大きく変わり比較できないほど陳腐化しているのです。

ＷＨＯが一九九六年に始めた国際電磁界プロジェクトは、静的および周波数の範囲が〇ヘルツから三〇〇ギガヘルツまでの域で、時間によって変化する電磁波の健康に与える影響と、環境に与える影響を調査するために、主要な国際機関や科学団体からの調査結果を集め、電磁波の私たちに与える影響について調査することになっています。そのために参加するのは、八つの国際機関、五〇カ国以上の政府、主要国の政府機関に属する七つの研究機関、と文字通り一大プロジェクトです。日本ももちろん参加しており、この調査結果が注目されます。

また、国際非電離放射線防護委員会（ＩＣＮＩＲＰ）という機関が一九九八年に一般市民を対象とした影響について指針を示しています。ＩＣＮＩＲＰは、世界中の科学的結果を集約し、電磁波に曝される制限値を勧告する指針を作成しています。しかしこれも短期的に電磁波に曝される場合の影響に基づいたもので、長期的であったり、低レベルのものについては科学的な情報が不十分であるために制限値を定めていません。そのことがそのまま、低レベルでは安全とはなりませんが、制限値がないために野放しになっているのが現状です。

低周波についての各国の対応（一部）

フロリダ州	電線や鉄塔の周辺に児童を近づけてはならない
カリフォルニア州アーバイン市	4mG以上の地域には住宅や子ども施設の建設を禁止する
スイス	送電線からの電磁波は住宅地周辺では10mGを超えてはならない
スウェーデン	2～3mGを基準に送電線から1キロ以内の幼稚園、小学校を撤去
スウェーデン	テレビ、パソコンのブラウン管から30センチの距離では2mG以下に

電磁波に対する各国の規制と対応

一九八〇年代から電磁波に関する訴訟が数多く起こされているアメリカでは、州によっては独自の規制をするところもあります。例をあげると、フロリダ州では電線や鉄塔の周囲には児童を近づけてはいけないと規制しています。またカリフォルニア州アーバイン市では四mG以上の電磁波が測定される地域には、住宅や子どもの施設を造ってはいけないと規制しています。その他、九七年までに八つの州で規制がなされています。

スイスでは、送電線を建設する際、そのまわりの住宅地では電磁波の被爆量が一〇mGを超えてはならないと規制しています。

諸外国の中で、一番対応が早く、電磁波について「慎重なる回避」政策をしているのが、スウェーデンです。スウェーデンは一九六〇年代から電磁波の疫学《えきがく》調査を実施し、早急に手を打ちました。九五年より二～三mGを基準に、送電線の下一キロ以内の小学校、幼稚園の移転、撤去を始めました。法的規制はないものの、学校や病院が高圧送電線のそばにあってはならないと、移動を強く勧告しています。またスウェーデンでは、テレビやパソコンのブラウン管は、画面から三〇㎝で二mG（＝〇・二μT）以下に規制しています。現時点では電磁波とガンとの直接の因果関係は明らかにはなっていないものの、ことが起こってからでは遅いと転ばぬ先の杖の施策をとったのです。

イギリスの例を紹介しましょう。イギリスでも政府から諮問を受けた専門家グループ（携帯電話独立専門家委員会＝座長の名をとってスチュワート委員会という）が携帯電話から発生する電磁波の有害性について「携帯電話の有害性を示す明確な証拠はないが、脳を含む身体の機能に微妙な影響を及ぼす可能性があり、潜在的な危険性を完全には排除できない」との報告を提出しました。特に成長段階にある子どもは、頭蓋骨《ずがいこつ》が薄く、電磁波の影響を受けやすいこともあって、携帯電話の使用をできるだけすくなくするよう学校や家庭に指導することを勧告しました。それを受けてイギリス政府は二〇〇〇年七月に、緊急時以外を除いて携帯電話の使用を控えるようにとの通達を出しました。

子どもの携帯電話に関する規制では、バングラデシュ政府は、二〇〇二年に一六歳未満の携帯電話の使用を禁止しています。

欧州の中でも特異なのがオーストリアのザルツブルク市です。この市では、体に当たる電磁波の被爆量を一平方センチ当たり〇・一μW／㎠以下に規制しているのです。後で日本の規制については詳しく紹介しますが、この値は日本の一万分の一以下の規制値なのです。

このように欧米では電磁波の影響について次々と策を打っています。それでは日本はどうでしょう。

電磁波に対する日本の無策

各国の様子を見ていくと、アメリカよりもヨーロッパでは早い段階の規制が行われているところが多いのです。アメリカも遅れているとはいえ、何らかの手を打っています。では、私たちの国日本の場合はどうなのでしょう。

電磁波に関する日本の規制は、端的にいうと、ないに等しい状況です。日本では磁界についての規制値は定められていません。日本の場合、先に紹介した国際非電離放射線防護委員会（ＩＣＮＩＲＰ）が一九九八年に示した防護指針を採用し、それに準じていますが、しかしながら、規制ではなく、ガイドラインにとどめたものとなっています。つまり、この基準を守らなくてはならないという規制ではなく、守ったほうがよいという非常に曖昧なものです。つまり法的規制もないので、各自がガイドラインに則ったように思えても、実は野放し状態なのです。

総務省は電磁波の規制では、一mW／㎠（一〇〇〇マイクロｗ／㎝）という電力密度を法規制基準にしています。周波数ごとに基準値が違います。三〇〇MHz～一・五GHzの領域の電力密度は「周波数／一五〇〇」の計算式で出され、一・五GHz以上は電力密度「一mW／㎠」で、これを基準にしています。電力密度では熱作用だけが考慮され、総務省は電磁波の熱作用だけを安全の根拠にしているのです。しかし電磁波には熱作用だけでなく、非熱作用もあり、こちらの方が大きな問題であるにもかかわらず、非熱作用については無視しています。

これは携帯電話基地局などから発生する高周波についてのものであり、送電線や家庭用電化製品のものについての電場についての規制は、三kV／mという基準を作っています。これは静電気に触れたときにパチッとする不快感を感じさせない程度という強さです。一方、体に感じない電磁波ももちろんあるのですが、それに関しては全く無視されているといえます。送電線などの大容量の電気を流すとおのずと電場が大きくなるので、地上と送電線との距離を一万ボルトにつき、約一メートル離すことになっています。一〇万ボルトの場合は約一〇メートル、五〇万ボルトの場合は約五〇メートルとなりますが、しかし地下に送電線を埋めた場合の基準はありません。そのため地下の二メートル、いや一メートル

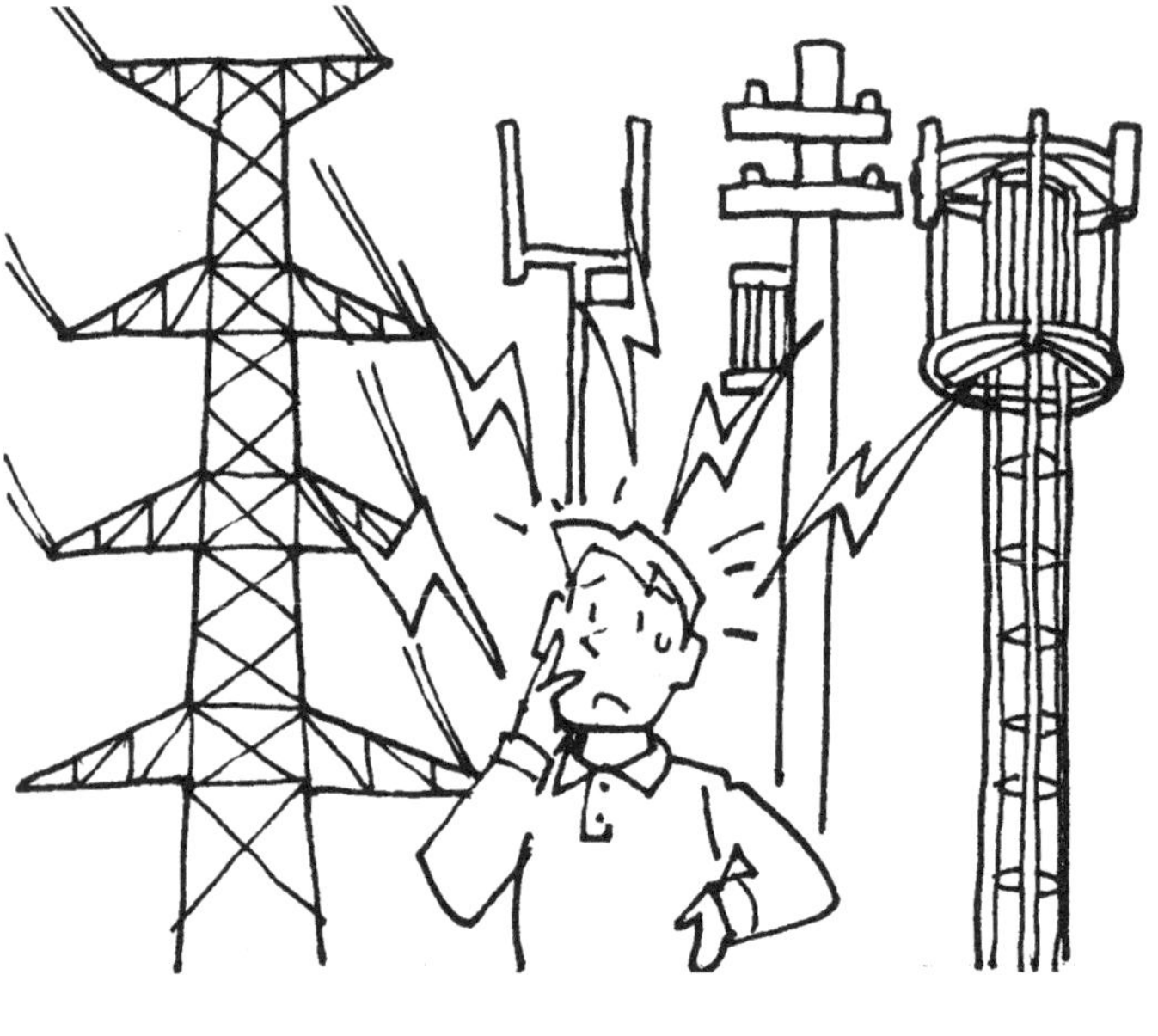

高周波の規制値国際比較

国or自治体	規制値	備　考
スイス	4V/m(電界強度)(＝4.2μW/㎠)	ただし法が定める場所
イタリア	10μW/㎠（ただし自治体は2.5)	1日の曝露が4時間以上
ロシア	100μW/㎠	
中国	10μW/㎠（安全区）40μW/㎠（中間区）	
日本	1mw/㎠（1000μW/㎠）	
ブリュッセル	2.4μW/㎠または3v/m	ベルギー首都
ザルツブルグ	0.1μW/㎠	オーストリア
ウロンゴン市	0.001μW/㎠	オーストラリア
パリ	2v/m（1.06μW/㎠）	2003年3月

下に送電線が通っているところも都市部ではよくあります。

一方、磁場については規制がありません。そこで電力会社が基準としているのが、一九八七年にＷＨＯが出した「五〇／六〇ヘルツ磁場では、五〇ガウス以下の有害な生物学的影響は認められていない」というフレーズです。これを使い五〇ガウス以下であれば問題ないとしているのです。しかしこの五〇ガウスという数字について「ＷＨＯが決めた正式な数字ではない」（ＷＨＯ国際ＥＭＦプロジェクト最高責任者・カイクル・レパチョリ博士発言）としています。五〇ガウスという数字は、言い換えると五万ミリガウスなのです。当会ではさまざまな場所で低周波を測定しましたが、気分が悪くなったなどと不調を訴えた人のお宅で測定された低周波の値には「ミリ」という下の単位がついていました。例えば送電線の真下の道路では二〇ミリガウスでした。また、四ミリガウスで小児白血病のリスクが二倍という疫学調査もあります。この五〇ガウスという数字がいかに高いかがわかるでしょう。

そして携帯電話本体についての規制ですが、二〇〇二年六月に頭のそばで使用される場合のＳＡＲ値（比吸収率）を二・〇Ｗ／kg（組織一〇gあたり）に定めました。しかしヨーロッパでは一九九七年から携帯電話の局所ＳＡＲ値の公表が義務づけられており、日本の場合は二〇〇二年になってやっと公表されたのです。

また他の国の基準と比較してみるとアメリカは一・六Ｗ／kg（組織一gあたり）、カナダが一・六WW／kg、スウェーデンは〇・八Ｗ／kg（組織一〇gあたり）、中国一・〇Ｗ／kg（組織一〇gあたり）検討中、ドイツ〇・六Ｗ／kg（組織一〇gあたり）検討中となっています。これだけ見ると日本はアメリカより少し緩いだけに見えますが、人体組織一g当たりの基準値なので日本の数倍厳しい基準なのです。

日本の基準は国際的なガイドラインをクリアしているとはいいますが、いずれにしても緩いものには違いありません。日本は携帯電話の影響について、壮大な人体実験を行っているという学者もいます。率先して厳しい基準を設けるヨーロッパの国々とは大きな違いがあります。

欧州の場合、ＩＣＮＩＲＰの指針に基づき法制化した国もありますが、「慎重なる回避」という考えのもと政策として行政が規制を行った国が多くあります。例えば携帯電話は、本体だけでなく、電波を発する基地局についても、住民にとって有害とも無害ともいえないが、避けられるなら避けようという考えに基づいています。これは一九七〇年代から環境や食品について取られた対応で、「慎重なる回避」や「予防原則」と呼ばれており、一種の危機管理の方策です。

つまり、欧米では、「安全が立証されていないものは、避ける」と判断するが、日本の場合は「危険が立証されていないので、何もしない」と考えられているのです。このふたつの対応の差は正反対だといえます。電磁波に限らず、日本の場合はこういう対策とはいえない対策がとられているものが多いのです。

第三章　日々の生活で接する電磁波

Chapter 3

1　日々の生活で接する電磁波

今あなたがいる場所から周りを見渡してみてください。私たちの生活に電気は欠かせない存在になっています。朝起きてから、そして夜寝るまで、いや寝ている間も電気のお世話になっています。電気が流れているところは、自ずと身の回りに電磁波が発生しているのです。実は電磁波は、特別なところから出る、特別なものではなく、私たちの身の回りに存在しているものなのです。ここで、日々の生活を見つめ直し、どこからどんな電磁波が発生しているかをみてみましょう。

家の中の主な電磁波発生源

家は家族の安らぎの場所です。精神的に、肉体的に一番安らげる場所であるはずです。ここにも電磁波が存在しています。実は自分の身の回り半径二メートルの中に、あらゆる電化製品があり、そこからの電磁波であふれかえっているのです。

今や一家の中心的存在となったテレビ。このテレビはブラウン管の根っこのところにある電子銃と呼ばれる部分から、画像をつくりだすためのビームがたえず放出されています。つまりテレビの画面はその電子を受けているので、そこからはたえず電磁波が放出されているのです。だからテレビ画面の表面は電磁波を受けることになるので、テレビを見る際は必ず距離をとって見るべきです。

テレビは画面側は保護されていますが、側面や背面はむき出しの状態です。問題はこの側面や背面です。これらは電磁波のシールドがなく、テレビからそのまま電磁波が放出されています。テレビのスイッチがオンの時は、できるだけ、側面や背面には近づかないようにしたほうがよいでしょう。

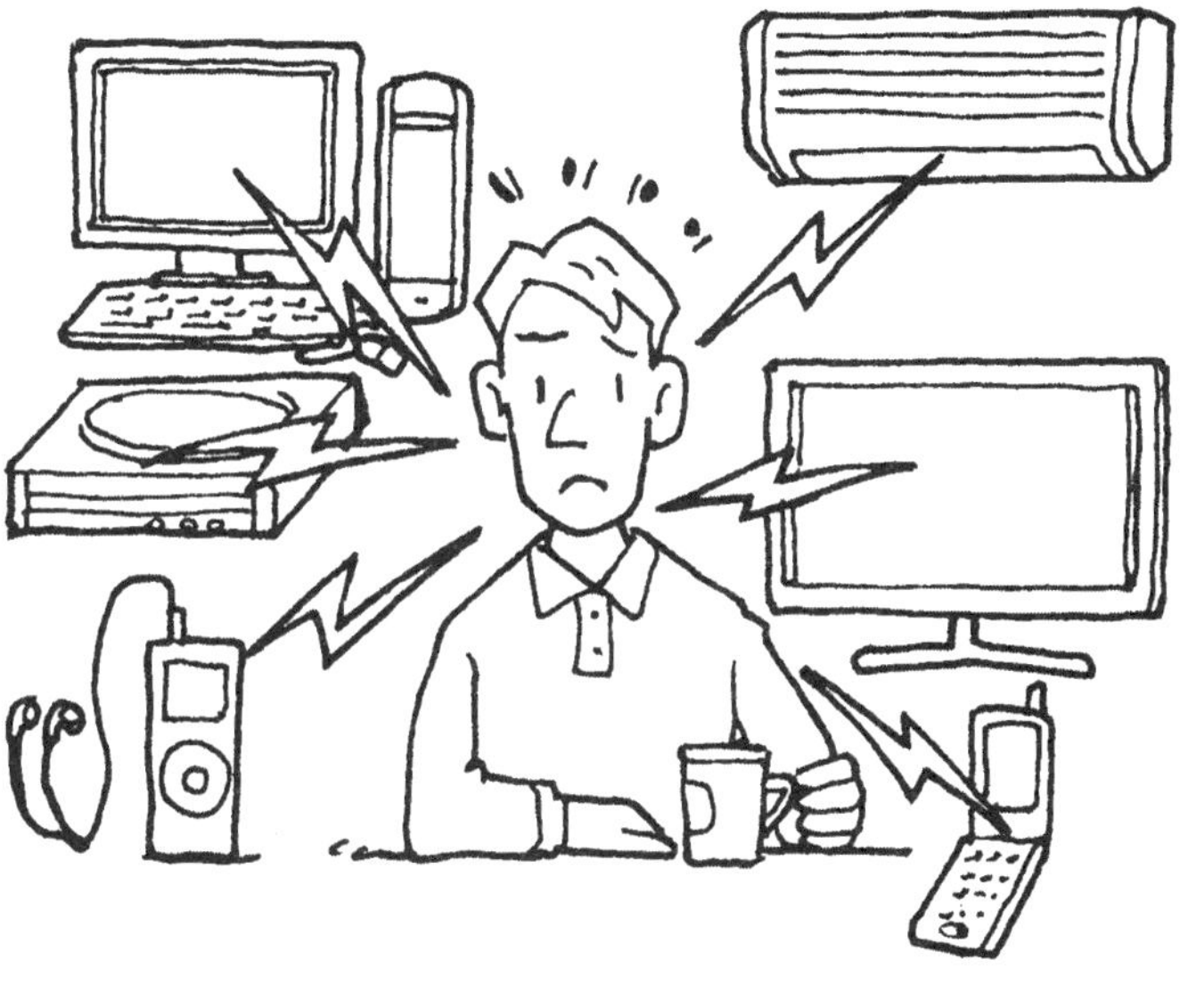

テレビは画面が大きくなれば大きくなるほど、電磁波もたくさん放出されます。画面が大きくなれば、それに応じて画面からの距離をとってみるようにしましょう。大画面を近くで見ると迫力があると思っても、小さな部屋に大きなテレビを置くことは、至近距離から大量の電磁波を浴びることになってしまうのです。

また、リモコンでスイッチやチャンネルを操作するため、テレビは常に待機状態で電気が流れています。もちろんこの時にも電磁波が発生しています。見ないときは主電源を切り、できればコンセントを抜く習慣をつけるとよいでしょう。

今ではブラウン管式のテレビに替わり、液晶やプラズマディスプレイのテレビが増えてきました。ブラウン管のテレビからは低周波が発生していますが、液晶テレビからは高周波が多く発生しています。それは液晶画面を明るく照らすためのバックラ

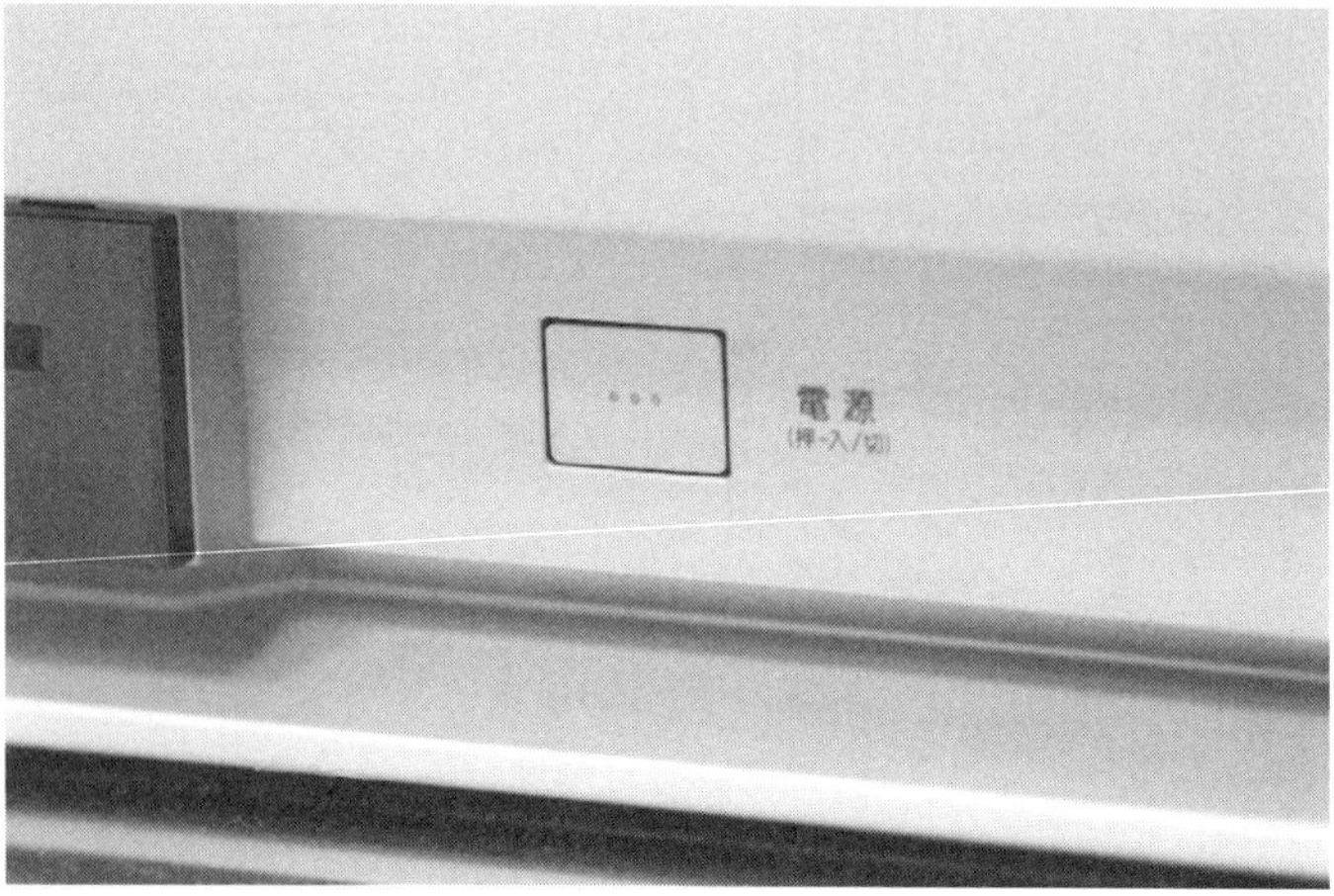

見ないときはテレビの電源は切っておくことで電磁波だけでなく消費電力も減らすことができる。

イトがあるからです。プラズマタイプのテレビも同様です。これらは省電力タイプが多いようですが、電磁波が発生していることに変わりはありません。

画面を見つめるディスプレイ、つけっぱなしのパソコンにも注意

仕事で多くの人が接しているパソコン。一人一台という会社も多いのではないでしょうか。毎日長い時間関わっているものだけに、その影響が気になりますが、やはりこのパソコンからも電磁波が放出されています。

パソコンは、どんどん進化し、処理速度があがっています。パソコンのディスプレイは、テレビ同様ブラウン管で画像を作り出しています。ディスプレイの前面は保護されていますが、側面や背面は無防備な状態で、ここから多くの電磁波が飛んでいます。

今ではディスプレイはブラウン管ではなく、テレビと同じように液晶が主流になっています。この場合はテレビと同様な電磁波の影響が考えられます。またパソコンとテレビが大きく違うのは、テレビはなんとなく見るものですが、パソコンの場合は、じっと画面を見つめるものなので、目に大きな負担がかかります。

私たち人間は、基本的には太陽の光の反射光で生活をしています。テレビやパソコンのディスプレイは、反射光ではなく、直接発生する光を見つめることになり、本来はそれにあまり適応できてい

ないようです。そのため、パソコンを見つめる仕事を続けていると、かなりの眼精疲労になると考えられます。

また、画面をじっと見続けるために瞬きの回数も減り、目が乾くドライアイの状態にもなりかねません。パソコンでの仕事は何時間も続けずに、一時間仕事をしたら一〇～一五分程度休憩を取るとか、パソコンに関わらない仕事をするなど、パソコンからの影響を軽減したほうがよいでしょう。

できることなら、パソコンは必要の無いときは待機状態ではなく、完全に切り、使うときだけ起動した方がよいです。

しかし、今はどうしても仕事に必要で、電源を落とすのは会社を出るときという人も多いことでしょう。その場合は、無理のない程度にディスプレイから離れ、画面のすぐ前でパソコンに向かうのは避けたほうがよいのです。

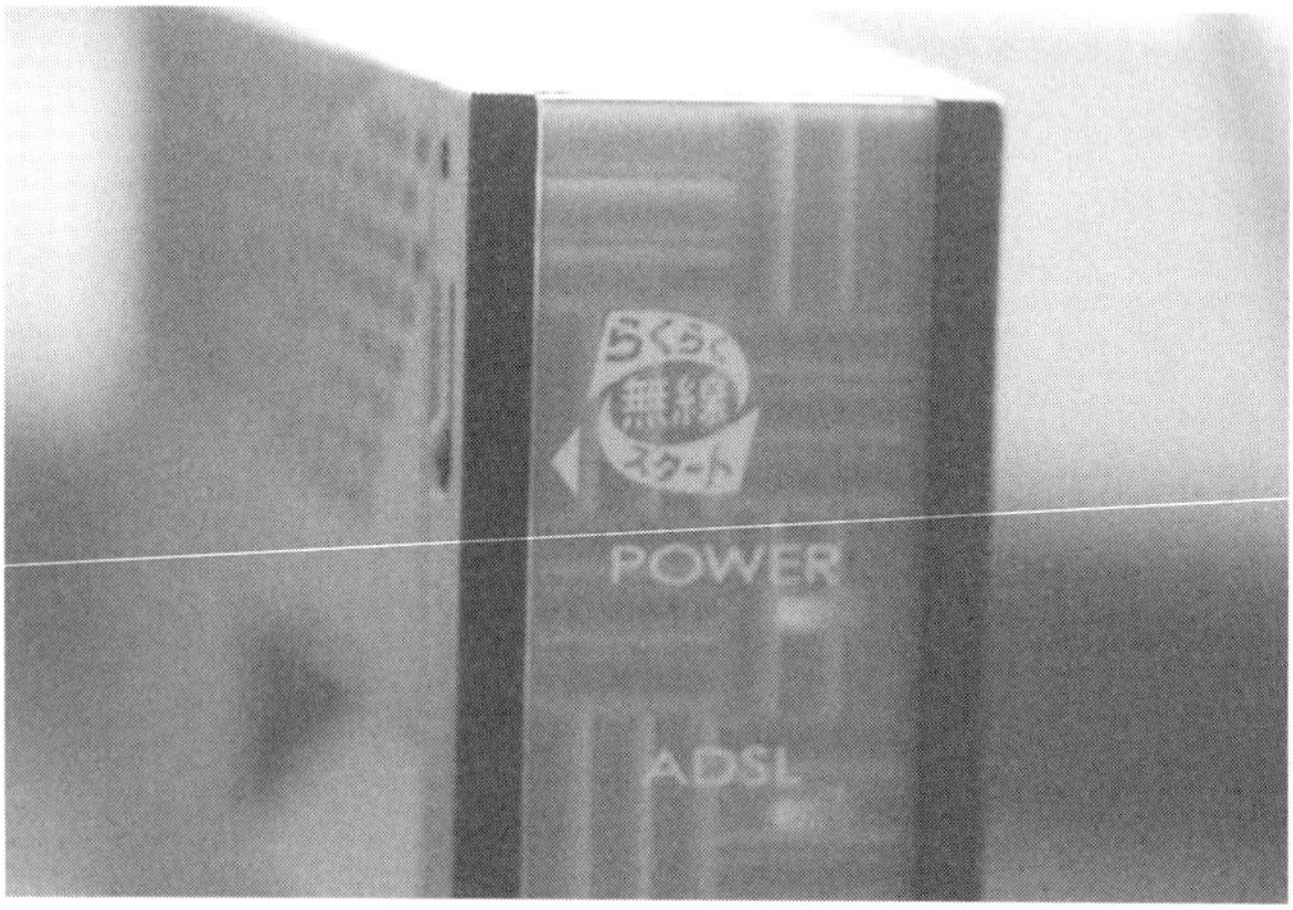

オフィスでも無線LAN対応が急激に増えている。

また、社内のパソコンを結ぶＬＡＮ（ローカル・エリア・ネットワーク）により、社内にもケーブルが張り巡らされています。ケーブル内を電流が流れるのですから、ここからももちろん電磁波が発生します。さらにどこからでもアクセスできるのが特徴である無線ＬＡＮ。天井や壁のアンテナから各自のノートパソコンなどと通信をし、インターネットなどのアクセスをするものです。このアンテナからは常時高周波の電波が発生しています。つまり、アンテナからオフィスの隅から隅まで電磁波をまき散らしているのです。無線ＬＡＮは二・四GHzという周波数を使っていますが、この周波数に近いのが電子レンジです。オフィスの中で無線ＬＡＮを使うと言うことは、電子レンジの中にいるのと同じようなものなのです。

パソコンの多いオフィスはなんとなく熱く感じたりしませんか。

冷蔵庫の裏からは強力な低周波

家の中で一日中電源を入れて置かなければならないものに冷蔵庫があります。電磁波を発生源から絶つという方法は冷蔵庫には当てはめられません。冷蔵庫は背面や本体の底に冷却装置があるので、裏側や下の方から電磁波が強く発生しています。この電磁波は低周波なので壁を隔てていても簡単に通り抜けていきます。ですから冷蔵庫の背面をダイニングやリビングに向けると、食事をしているときや、くつろいでいるときに、この電磁波の影響を受けることになります。冷蔵庫の背面はテレビと同様、背面は人に向けないでおくことが大切です。

冷蔵庫からの電磁波を少なくするには、まず庫内に食品を詰め込みすぎないという基本的なことから始めましょう。そうすると、冷蔵庫が無駄なく運転することができ、電力も効率よく使われます。冷蔵庫はパワーを上げたり下げたりして庫内の温度を保っていますが、それがスムーズにできるようにすればいいのです。

また、壁から少し離して置くことも効果が上げられます。それと庫内の温度設定を弱にしてあまりパワーを上げないようにする方法もありますが、これは保存している食品との関係があるので、よく気を配ってやる必要があります。弱にすることで食品が腐敗してしまうと、また別の問題が発生してしまいます。

また冷蔵庫はできるだけ電力を消費しないような改良がどんどん進んでいます。古い冷蔵庫から新しい冷蔵庫に買い換えるのも一つの方法といえます。

二四時間使う冷蔵庫だけは配線にし、それ以外の配線系統のみブレーカーを落とすという方法もあります。

また、家の中を巡る配線について電磁波の発生を軽減する方法は、屋根裏や床下を行く配線を鉄のパイプ内に入れ、そのパイプにアースを接続することで、配線からの電磁波の発生をかなり軽減できます。配線は二本並行に並んでいますが、片方だけ電流が流れ、もう片方はアースをしているのですが、すぐ隣の線からの影響で、十分なアースがなされていません。もしアースが効果的になされていたら、配線からの電磁波の発生はかなり軽減できるはずです。海外などでプラグ三つ着いたコンセントを見たことがある人もいると思います。あのようなアースを独立された三本の配線は、二本のものより効果的なアースができます。これからは三本の配線にすべきであると考えます。

天井から電磁波のシャワー・蛍光灯

どこの家にもあり、実は強い電磁波を発生しているものが蛍光灯です。蛍光灯は、ガラスの筒の中で放電を起こし紫外線を発生させ、それを蛍光物質に当てることで、可視光線に変えて光を出すというのが、そのしくみです。放電するには高い電圧が必要なので、おのずと強い電磁波が出るというわけです。

家の中を見回すと玄関から、寝室、リビングの天

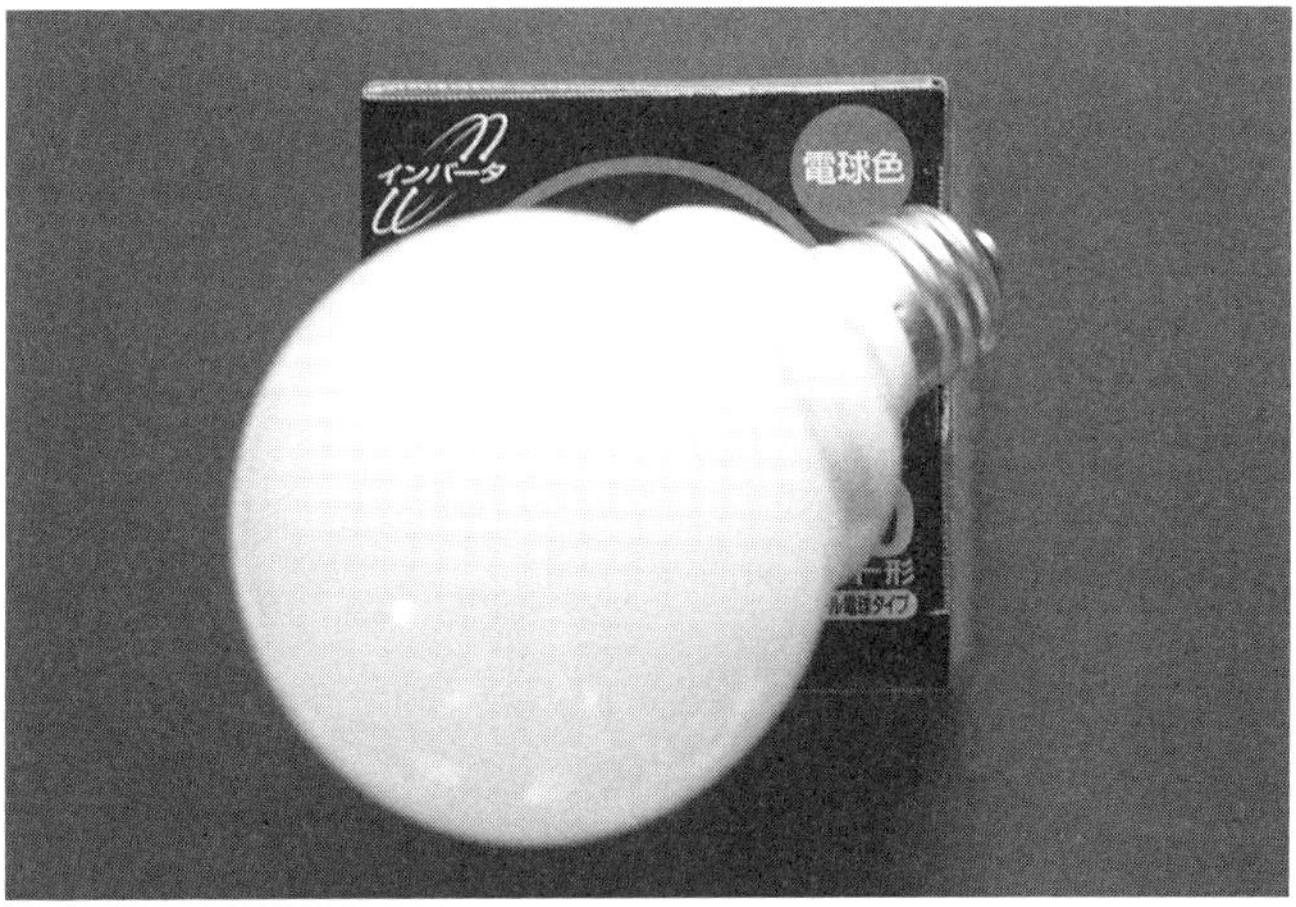

見かけは白熱球と変わらないインバーター式の蛍光灯。

井はもちろん、さらにはデスクのスタンドにも蛍光灯が使われている家庭がたくさんあります。電磁波は距離を取れば格段に低くなるので、天井の蛍光灯も座っている分には、小さくなっていますが、デスクのスタンドなど、頭のすぐ近くで使っている場合は、その影響が懸念されます。デスクのスタンドは蛍光灯のものではなく、白熱球のものにした方がよいでしょう。白熱球は、フィラメントに電気を流して、その熱が可視光線に変わり光を放つというしくみで、蛍光灯より強い電磁波は発生しません。

デスクに限らず、ライトからの距離が近い場合は、蛍光灯からの電磁波を避けるために白熱球に変えることをお薦めします。電磁波過敏症といわれる人の中には、家の明かりをすべて白熱球に変えた人もいます。

また、蛍光灯の中にはインバーター式といって消費電力を少なくしたタイプのものもありますが、これは普通の蛍光灯より、強い電磁波を発生することがわれわれの測定でわかりました。ある会社ではオフィスの明かりをそれまでの普通の蛍光灯から、インバーター式のものに変えたら、それまで聞こえていたラジオが電磁干渉により聞こえなくなったという例もあります。また、病院ではインバーター式の蛍光灯は問題ありとして、手術室では電磁波対策が取られた照明が使われるなどの例もあります。

消費電力を少なくすること自体はよいことです。インバーター式のものは、常時使わないところで使うという方法が考えられます。

壁の中を行く配電線からの低周波

家の中の電化製品が増え、生活の多くを電気に頼るようになることで、おのずと電気を使う機会が増えました。家の中にあるコンセントの数は三十年前に比べると三〜五倍増えているとも言われています。そうすると、家の中を電気の配線が取り囲むようになっているのです。家庭用の電気は五〇Hzあるいは六〇Hzが使われていて、これら家庭内の配線からは低周波が発生しています。

配線の割合が少ない頃はそれほど影響はなかったでしょうが、家中に配線が張りめぐらされるようになると、やはり電磁波の影響が起こります。さらに家電製品の多くはスタンバイ状態といってスイッチを入れるとすぐに作動するようにセットされており、少ないながらも電流が流れていて、絶えず低周波の電磁波が発生している状態にあります。わずかであっても、長時間、電磁波を受けると、その影響は懸念されます。その場合は、電源はコンセントから抜くか、スイッチの付いたテーブルタップなどで、電気を流さないようにするだけで、電磁波の影響を少なくすることができます。できれば極力無駄な電気を使わないことです。

家にあるブレーカーを見てください。何色のものが付いていますか? この色で家庭に流れる電気の量を調整しているブレーカーの容量を識別しているのですが、今は、いろんな電化製品を使うという前提で、やや大きめのブレーカーが取り付けられています。今使っている電化製品の消費電力を見直し、少し小さめのブレーカーにすることも一つの方法です。無駄な電気が流れることも防げますし、同時に電気の基本料金も下がるので、一石二鳥です。

オール電化は便利で安全か？

ここ数年、東京の都心では大型マンションの建設がいくつも進んでいます。そこで目にする広告にオール電化とあります。これまでガスで料理を作っていたのを、IHクッキングヒーターに変えて火を使わないキッチンにしたというのが、このマンションの特徴だそうです。キッチンで火を使わないから子どもやお年寄りがいても安全と謳っています。

ある統計によると、二〇〇四年に新しく建てられた住宅の約四割がオール電化の住宅といわれています。火を使わないから安全というだけでなく、CO_2削減にも一役買い、ガスを併用する場合に比べ光熱

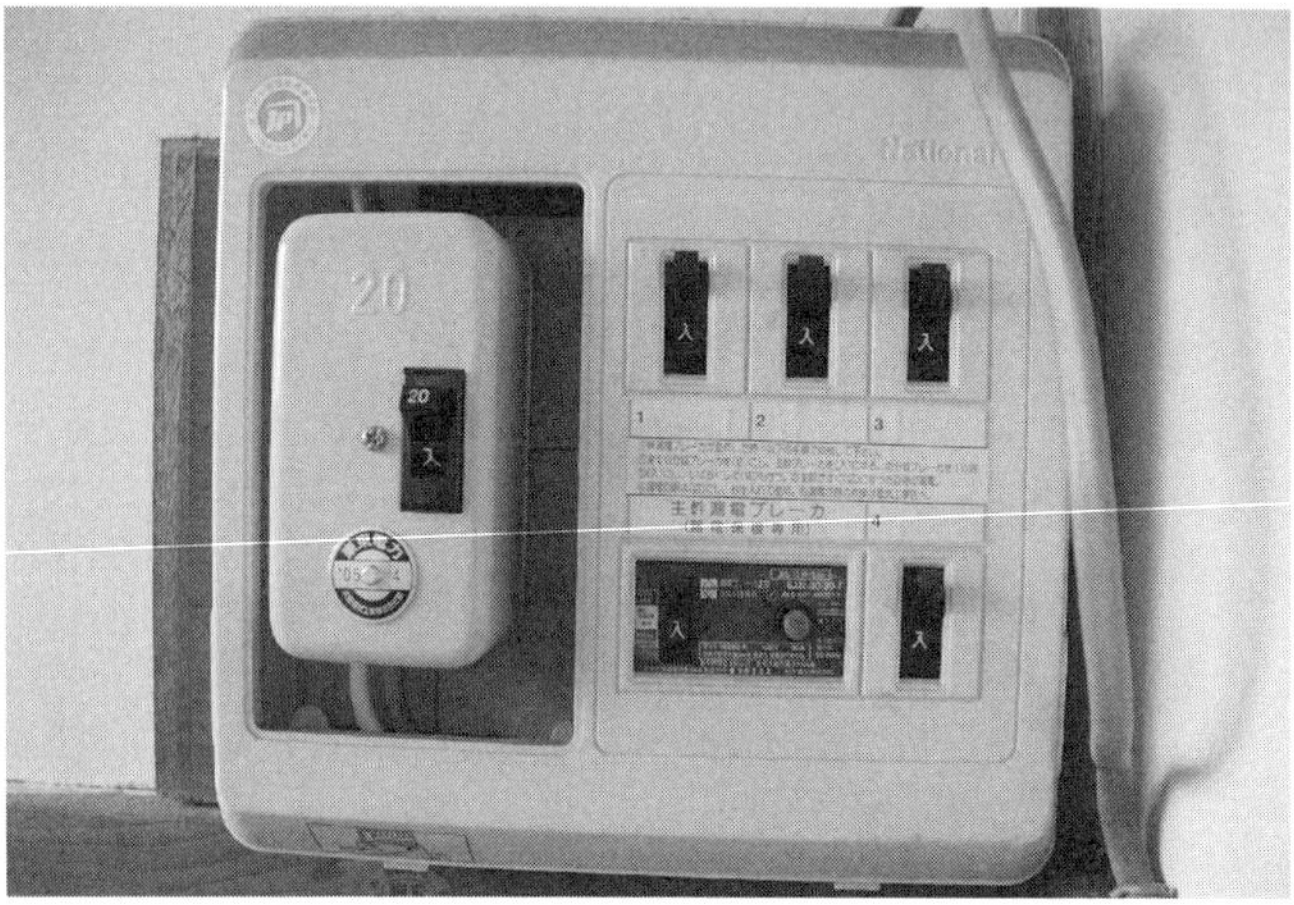

アンペアブレーカーの色や数字を見ると電気の容量がわかる。緑は30、灰色は40、茶色が50。

費も安くなると、いいことづくめのように宣伝されています。しかし、このオール電化住宅には大きな問題があるのです。

オール電化住宅のカギとなるＩＨクッキングヒーターは、強い低周波の電磁波を発生します。その値は一〇〇mGを越えるものが多いのです。一番電磁波が強いと考えられる上面では一〇〇〇mGを越えるものもあります。すぐ近くに頭を近づけることは考えられませんが、ＩＨクッキングヒーターから約一〇～二〇センチのところでも五〇mGは優に越え、八〇mGや一〇〇mGなど強い電磁波を発生するのです。約一〇～二〇センチというのは、小さな子どもが母親が料理をしているところにいた場合、ちょうど頭の位置に当たります。もし、子どもがＩＨクッキングヒーターを使っているそばにいるとしたら、この強い電磁波が頭を直撃していることになるのです。

これに対してメーカー側は、ＩＣＮＩＲＰ（国際非電離放射線防護委員会）の一〇〇〇mG以下だから問題ないとしていますが、疫学調査では四mG以上で小児白血病や悪性リンパ腫のリスクが高くなることに照らしてみると、この値と危険性がよくおわかりになると思います。オール電化の住宅はいいことづくめではないのです。

2　身近な電磁波を測定する

先に紹介したように、私たちの身の回りには数多くの電化製品があります。これら電化製品はすべて電磁波を発生しています。今回私たちは、それらの電化製品が、どれくらいの電磁波を発生しているかを測定しました。

詳しくは表を参照していただくとして、特に目立ったものについて触れておきます。表や文章内の単位は、[V／m]（電界強度。電界強度については三五頁を参照ください）で、ボルト・パー・メーターとよみ、高周波の電磁波を表します。そして、[mG]は、ミリ・ガウスとよみ低周

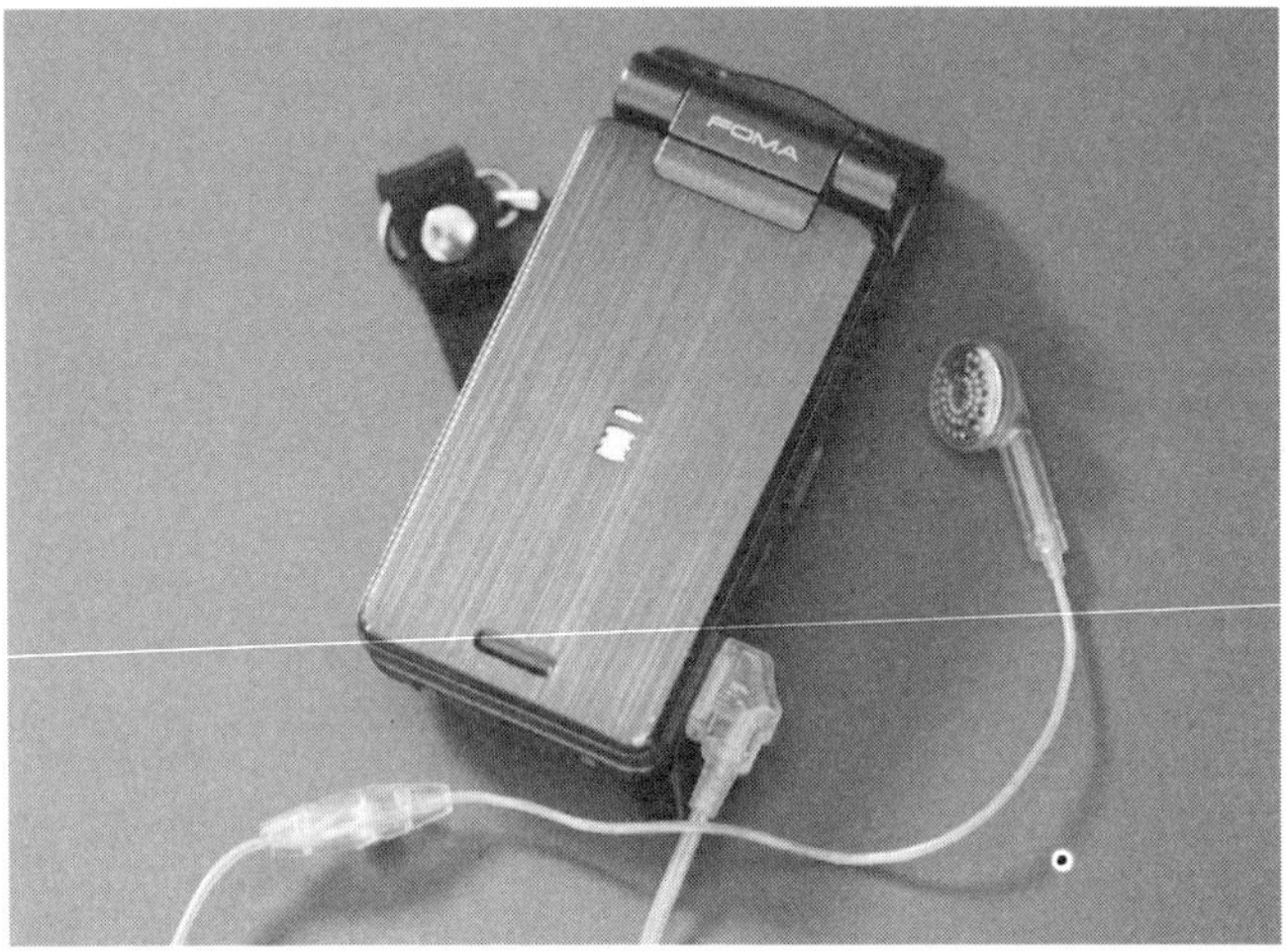

携帯電話は、イヤホンマイクを使うことで、頭への電磁波の影響を抑えられる。

高周波　電界強度　E（V/m）から電力束密度S（μW/㎠）への換算表

電力束密度S（mW/㎠）　1mW = 1,000μW

電界強度　E（V/m）
磁界強度　H（A/m）

$$S = \frac{E^2}{3770} = 37.7H^2$$

波の電磁波を表します。

電磁波の基準について、高周波は「電波防護指針」という総務省の基準値があります。周波数によって異なりますが、一・五GHz帯で「電力密度一mW／㎠」で、単位を変えて言うと一〇〇〇μW／㎠になります。この値は電磁波の熱作用を基に作られているのです。しかし健康への影響を考えると電磁波の非熱作用を基にした厳しい基準値にしなければならないと考えます。そこで以下測定値がどれくらいの値かを見極めるとき、オーストラリアのウロンゴン市で採用された「〇・〇〇一μW／㎠」という値から考えてください。この基準値は日本の基準値よりかなり厳しいものですが、非熱作用を考慮し、厳しい高周波基準値を日本でも設定すべきであると考えているからです。

当会が測定した数値は、電界強度［V／m］で表していますが、電力密度［mW／㎠］の値を出す計算式は表の通りで、そちらを参照してください。本文中にもいくつか換算した数値を示します。換算値は［μW／㎠］で表記します。

一方、極低周波については、電場強度の規制値「三KV／m」しかなく、磁場強度に対しての規制値はありません。この電場強度も電磁波の刺激作用に対応したもので、とても健康保護を目的としたものではありません。そこで磁場強度については『クロスカレント』の著者であるロバート・ベッカー博士の提唱する「〇・一㎎」を一つの基準としてください。

携帯電話はマナーモード中も電磁波は発生

まず、電磁波の影響が一番懸念される携帯電話です。携帯電話は通話をしていない待機中で高周波一V／m前後、低周波〇・六一〜一・〇一㎎でした。呼び出し中には高周波は一九・五V／m、低周波〇・七八㎎と特に高周波が大きくなります。通話時には高周波は三六・四七〜四四・四V／mとさらに大きくなりました。高周波の四四・四V／mは、電力密度で表すと五五二・九μW／㎠になります。

ｉ－ｍｏｄｅや携帯メールについてはどうでしょう。ｉ－ｍｏｄｅや携帯メール中は〇・二八〜二・一二V／m、一・一四〜七・八八㎎という数字を記録しました。いわゆるマナーモードにしていても着信音がならないだけで、電磁波の発生は全く抑えられていないことがわかります。

携帯電話本体から離れて、イヤホンマイクを使うと、受ける電磁波は小さくなります。それでも通話中は三・五六V／m、五・二九㎎と電磁波の影響をゼロ近くにすることはできません。携帯電話がどうしても手放せない、でも電磁波の影響が気になるなら、イヤホンマイクを使うのは一つの選択です。

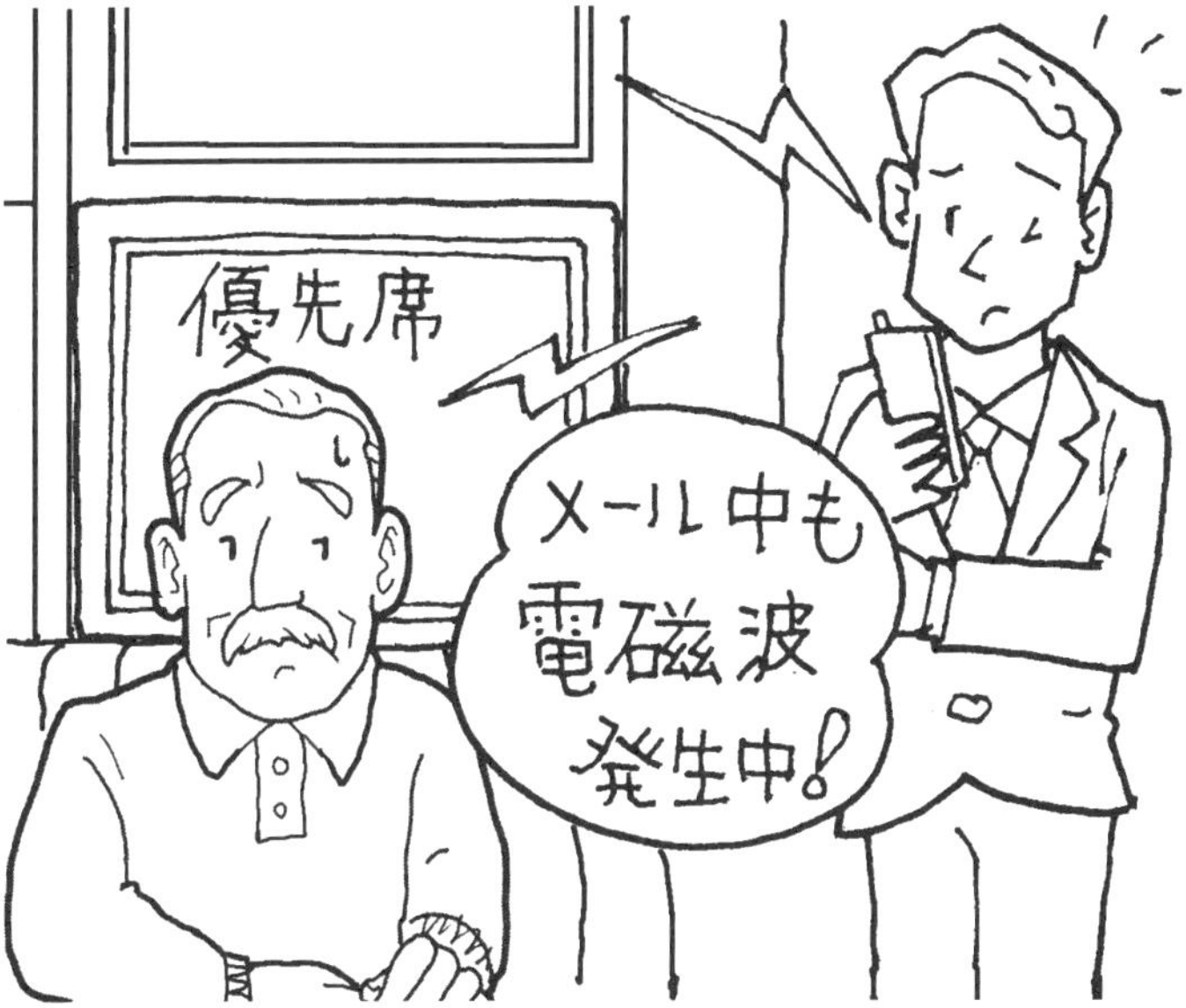

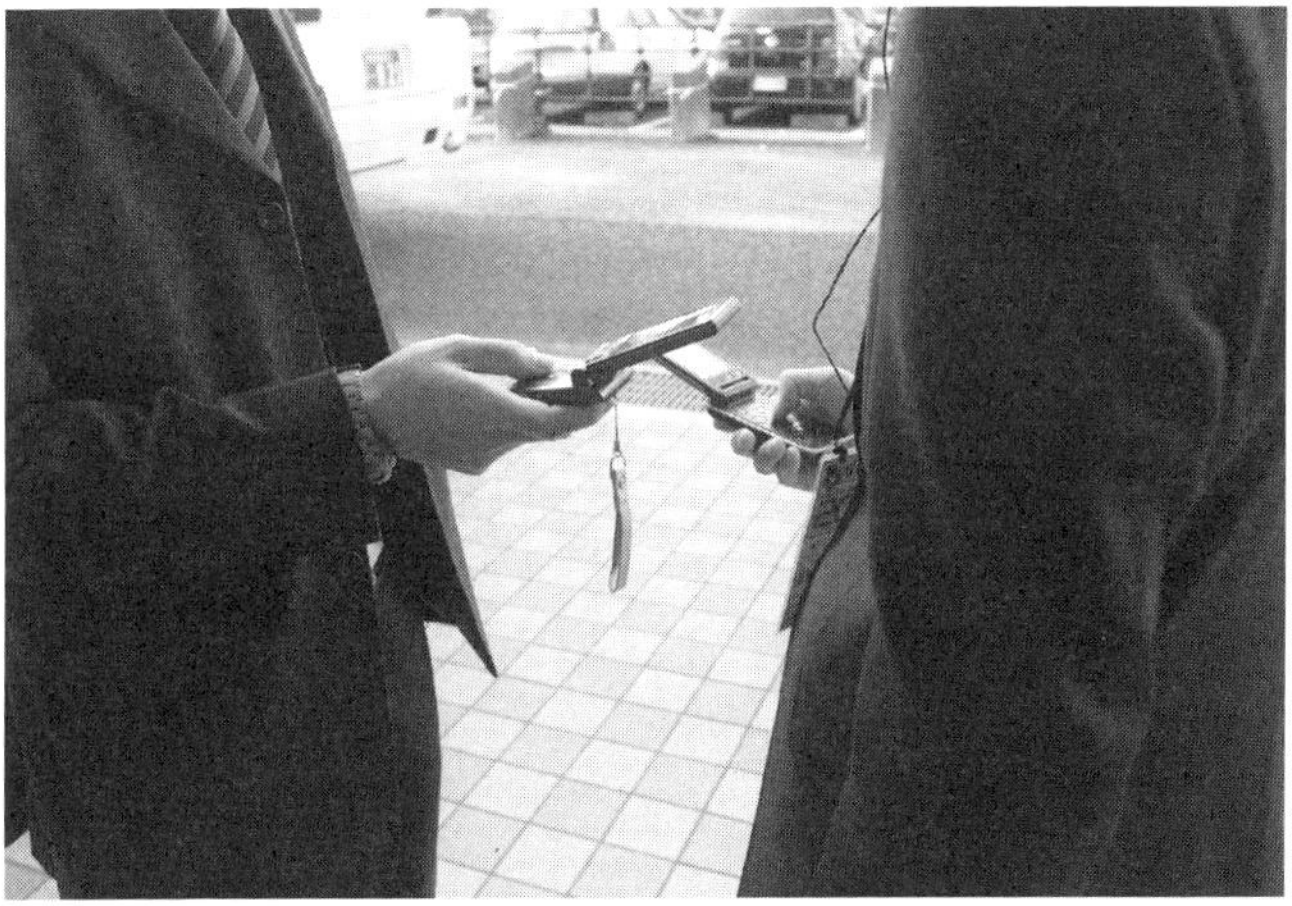

携帯電話は誰もが持つ必需品なのか？

パソコンは平面がノーガード

パソコンはディスプレイ直前は五・六二mGの低周波が出ていますが、本体の側面やACアダプターなどがある電源付近では、ディスプレイ直前の三倍以上の約一七mGの低周波が発生しています。パソコンは、ディスプレイや本体の正面より、横の面や背面などから電磁波の漏洩《ろうえい》が多いこともわかりました。これは、ディスプレイや本体の正面は、電磁波漏洩防止の処理がされていますが、横面や特に背面などは電磁波漏洩防止の処理がされていないからだと考えられます。

パソコンと同時に使用される率の高いものに、プリンターがあります。今回測定し

このノートパソコンのキーボード上では一・一七四mGの低周波が測定された。

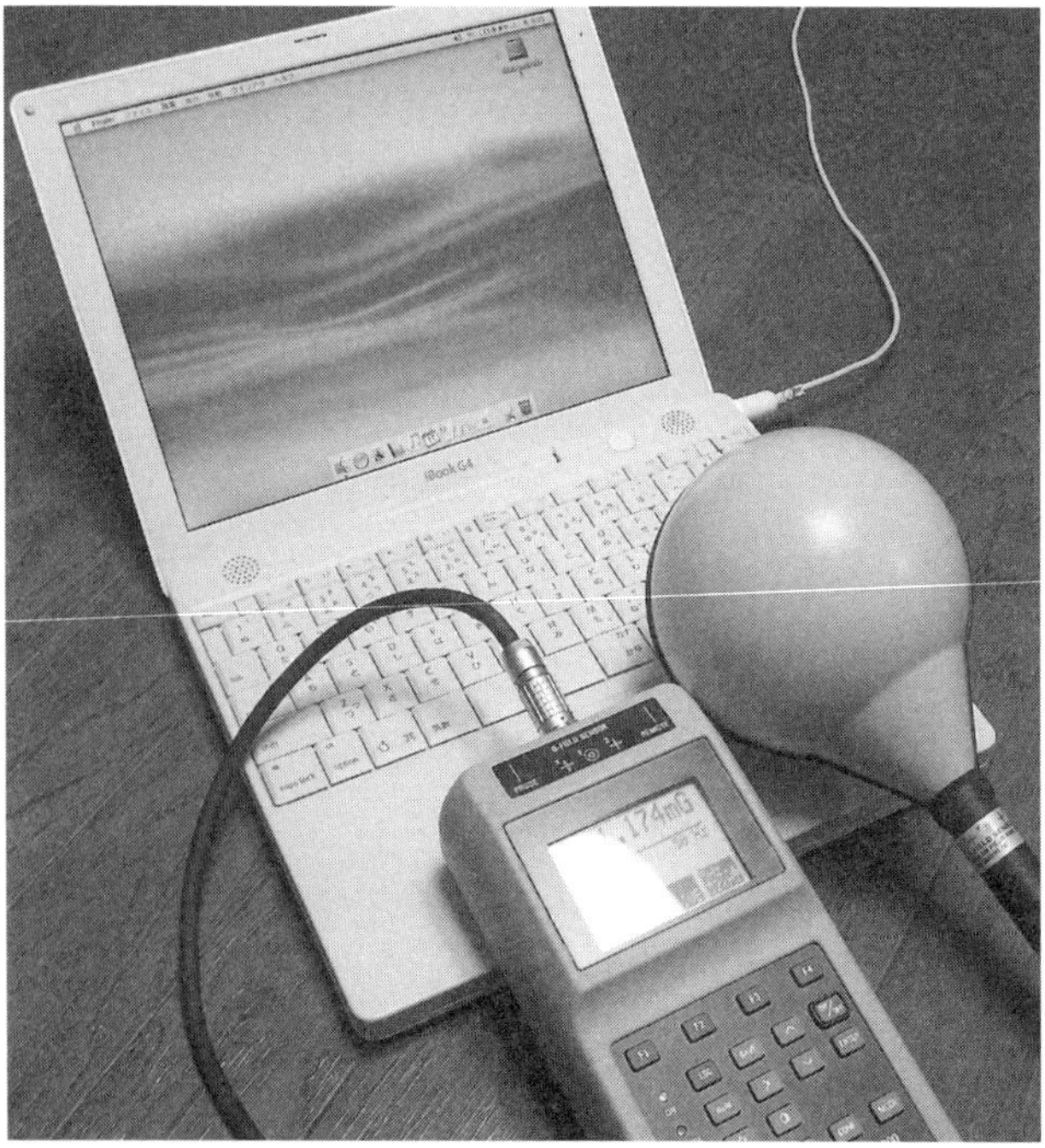

たものはコピー、プリンター、ファクシミリの複合機です。この機器はプリント中、コピー中など作動中には高周波三・五V／m、低周波一〇mG近くを測定しました。作動していない待機中にも一・五六V／m、二・二三mGが測定されました。

ACアダプターには要注意

今、家電製品で数多く見られるものに、ACアダプターがあります。これは家庭用に送られた電圧を変えて、それぞれの電気製品に合わせるための小さな変電所のようなものです。実は、このACアダプターからは、かなりの電磁波が発生しています。プリンターに付属するACアダプターの中には二〇〇mGを超えるものもあり、それぞれのACアダプターがコンセントに繋がっている限り、電源が入っていなくても電磁波の発生が大きいのです。パソコンや電子レンジなど、目立つものだけでなく、足下にあるこれらACアダプターにも注意が必要です。

ACアダプターの中でもコードレスホンの子機に付いているものが、強い電磁波を発生していることがわかりました。小さなものでも二〇〇mGを超えるものがありました。大きいから強いというのではなく、小さくても強いものもあり、一概には見た目の大きさでは判断できないのです。

ACアダプターが付いている電化製品は、使わない場合、必ずコンセントをはずしておくことをお薦めします。ACアダプターを数台同じコンセントや、テーブルタップにつないで使っている家庭が多く見受けられました。そうすると、一つのACアダプターが二〇〇mGでも二つになると倍近くになるのです。寝るとき、電話の子機が近くにあると便利だからと頭の近くに置いていたりすると、子機に付属するACアダプターからの電磁波の影響を直接頭で受けてしまうことになります。このように寝ている側でも電話に出たいからと電話の子機を置いていたり、CDラジカセなどのACアダプターが近くにある例が多く見られました。

また、これらACアダプターは、熱を持つものが多く、ACアダプターの近くに発火しそうなものがあると、火災の危険も考えられます。

テレビの裏側から大量の電磁波

次はリビングの主役テレビです。テレビの画面直前からは五・六〜一一・四V／m、一六・四七mGでしたが、一メートル離れると〇・四四V／m、一・八八mGと約一〇分の一に減少します。画面から距離をとることで数値は下がります。しかし、問題は裏側です。測定した場所は、室内の壁を隔てた裏側でしたが、三・七V／m、三三一・九八mGと高い数値を示しました。さらにテレビの上側では一四・二V／m、一三八mGともっと高い数値となりました。テレビの画面直前の一一・四V／mは、電力密度で表すと三四・四七μW／cm²になり、テレビの上の一四・二V／mは、五三・四六μW／cm²になります。

最近は小型化、高画質化が進んでいるデジタルビデオカメラ。デジタルビデオカメラは撮影を容易にするため、また録画した映像をその場で見るために液晶ディスプレイがついたものがほとんどです。この液晶を使用しないで撮影録画をした場合は、〇・一V／m、〇・四二五mGであったのに対し、液晶を使用した場合は、一三・四五V／m、二・七一三mGと大きく数値を上げました。つまり液晶から大きな電磁波が発生していることがわかりました。デジタルビデオカメラの液晶ディスプレイの高周波一三・四五V／mは、四七・九八μW／㎠になります。

ポータブルCDプレーヤーやMDプレーヤーに付属しているイヤホンからは、〇・一六〜五・七五mGが測定され、耳をすっぽり包み込むヘッドフォンの場合は、〇・四〜一三mGとやや大きくなっています。数値に大きな開きがあるのは、音量や音質（高音や低音）によって異なるためであることもわかりました。

電磁波の巣窟キッチン

家庭の電化製品で大きく変化した場所はキッチンでしょう。ここには数多くの電化製品や電子調理器があります。中でも電磁波の発生源として懸念されるのが電子レンジです。電子レンジはスタンバイ状態でも、操作パネルあたりでは〇・一二V／mと、四二・八六mGの電磁波を発生していました。そしてスイッチを入れると正面で二二V／m、一六四・四mG、背面では三・四V／m、一五六・五mGとかなり大きな数字を示しました。

今回の測定で一番の注目は冷蔵庫でした。冷蔵庫の三〇センチ離れた正面では高周波はほとんどゼロ。低周波も一・一二mGであったのに対し、直近の側面では〇・一二V／m、三三・六二mG、さらに壁を隔てての背面では低周波が二二〇・三四mGと、電子レンジと同等の高い数字を示しました。

アパートやマンションなどの集合住宅では、となりの家の冷蔵庫の位置の影響が大きいことに気づかされます。冷蔵庫背面からの電磁波は、自分たちだけではどうにもならないケースもあるからです。

食器洗い器、乾燥機はスタート時は三六mGで、乾燥作動時には一七～二四mGとやや高い数値を示しました。これら電子レンジや食器洗い器などは、スイッチを入れたら、すぐにその場を離れ、電磁波の影響から避けることが必要です。

プレステは横置きで使用すること

ファミコンにはじまる一連のテレビゲームは、日本を代表する電化製品でもあります。これらのゲーム機は電磁波の影響を受けやすい子どもが使うものですから、その数値も気になります。

ソニーのプレーステーションⅡの場合、正面で〇・九五～一・二V／mの高周波と九・八～一九・一五mGの低周波を発生しています。中でも注目は、本体を立てて使う場合の左側（横に置いた場合は上になる）は一・六五～一・五八V／m、一五～二九・四六mGという数値を示しましたが、右側（横に置いた場合は下になる）からは一四・〇～二七・五五V／m、一三〇～一五一・九mGと非常に高い数値になりました。本体の下だから電磁波の漏洩防御がなされていないことも考えられますが、「SONY」のロゴマークは立てて使用することを考えた位置にあり、電磁波の発生が多い右側は必ず下になるとは限りません。右側からはかなり強い電磁波が発生しているので注意が必要です。

電化製品の裏側はノーマーク

今回の測定調査では、いくつか興味深い結果が得られました。まず、電化製品の多くは、正面より側面、さらに背面から強力な電磁波が発生していることがわかりました。これは前面で使用することを考えて前面にはシールドが施されていますが、側面、さらに背面にはその処理がなされていないからだと考えられます。

しかし側面も人が頻繁に通ったり、時には座ったりする場合もありますから、前面だけのシールドでは、全く意味をなしていないことになります。特に冷蔵庫、テレビの場合は、壁に近づけて設置するケースが多く、冷蔵庫のすぐ裏には、となりに住む人が枕をおいて寝ているということも考えられます。このように冷蔵庫は隣人に影響を与えたり、与えられたりする可能性もあります。

一方新しく改良された電化製品は、省電力化が図られ、電磁波の発生が少ない傾向にあります。ただし、ハウジング（電化製品の周りの外装）が軽量化や成型のしやすさ、コストダウンなどのためプラスチック製になり電磁波の漏洩が大きくなっているものもあります。

さらに高性能をうたい開発された製品は、電磁波の発生が大きくなっているものがあります。携帯電話やパソコン、プリンターなどいわゆるＩＴ家電がそうです。特に携帯電話は、高出力になり、その上軽量化でハウジングも薄く軽くなり、電磁波の発生がますます大きくなっています。

電磁波の隠れた武器・インバーター

ここ数年電化製品に「インバーター」という機器が付いたものが増えています。エアコン、冷蔵庫、洗濯機、さらに照明器具にまで付いています。インバーターを使うと電気代が安くなるといわれ、ともいいもののように思われています。ではこのインバーターとは何でしょうか。

インバーターは一言でいうと、直流電流を交流電流に変える変換器です。その原理は、直流電流の向きを一定の間隔で切り替えることで、交流電流に変えることができるのです。その間隔を制御するためにコンピュータが使われています。交流電流にすることで周波数を変えられるので、例えばヒーターやクーラーなどのエアコンディショナーは、スイッチのオンオフではなく、モーターの回転数を変えることで温度を調節することができるというわけです。

蛍光灯の場合は、インバーターを内蔵することで一秒間の点滅回数を五〇〇回（五〇ヘルツの場合）から約八万回にまで引き上げることが可能になり、いわゆるちらつきが少なく、目に優しいということのようです。

また最近都市を走る電車にもインバーターが採用され、これまで直流でモーターを動かしていたものを交流に変えて、効率よく電気を使い省エネに役立つといわれています。

インバーターはとてもいい技術で、魔法の箱のように思われます。しかし、このインバーターは、省エネの代償にとても大きな電磁波を発生しているのです。

インバーターの基本的なしくみは、直流を交流に変えるということです。交流電流は変動磁場を発生させます。インバーターの力が強ければ、強いほど電磁波の発生も大きくなっているのです。インバーター電化製品の中でも要注意は蛍光灯です。蛍光灯はいままでの機器でも、かなりの電磁波を発生させることがわかっています。これにインバーターを使うと、電磁波はさらに増大され、想像を超える値の電磁波が発生することが予想されます。もし、子ども用の勉強机にインバーター蛍光灯がついていたら、即刻取り外し、電磁波発生量の少ない白熱球のスタンドを使うことを強くお薦めします。頭への蛍光灯とインバーターのダブルパンチは必ず避けなければなりません。

省エネに貢献し、電気代が安くすむ、というのは、確かにとてもいいことです。しかし、その裏にあるリスクを見極めてインバーター電化製品を使うことが大切です。

電気シェーバー

毎日ひげをそるために、電気シェーバーを使っている人も多いと思います。これはモーターでひげをそる羽を回転させているもので、モーターからは強い電磁波が出ています。直接顔に当てるものですから、特に注意が必要です。どうしてもというなら、充電式のものを使い、なるべく使用時間を少なくします。できればかみそりにし、コンセントから直接電源を取る電気シェーバーは使わないことです。

携帯音楽プレーヤー音量にも注意

カセットテープで音楽を楽しむタイプからMDへ、そして今やハードディスクやフラッシュメモリーに音楽を取り込んで、i－podなどの聴く携帯型音楽プレーヤーが人気です。これらの携帯音楽プレーヤは本体とイヤホンやヘッドホンなどにわかれています。このどちらからも電磁波が発生しています。i－podミニの場合、本体からは〇・六一～〇・六二V／mの高周波と、〇・八～〇・九mGの低周波が計測されました。

これと似たタイプで会議などの話し声を録音するICレコーダーの場合は、高周波がやや低くて〇・三六～〇・三九V／mでした。MDタイプのものは高周波が〇・〇五V／m、低周波が〇・一五四mG、i－podやICレコーダーの高周波が高いのは本体に液晶画面があるからで、特にi－podの場合はやや大きめのものなので、これが高周波を発生していると考えられます。

イヤホンは、〇・一V／m、五・七五mGと低周波が高く、大きなヘッドホンの場合は、高周波は低いものの、低周波が一三・七九mGという数値になりました。イヤホンに比べると、重低音を重視した設計になっているのと、大きな音を出すために多くの電流が流れているため高くなると考えられます。これらを長時間頭に密着して使うと、強い低周波を直接浴びることになってしまうのです。

また、電磁波には直接関係ないことですが、大音量で音楽を聞くことで難聴のリスクもあります。長時間、大きな音で音楽を聴き続けることは避けた方がよいでしょう。

対策は離れること、主電源から切ること

今回の調査で、電化製品の後側から多くの電磁波が発生していることがわかりました。裏側にはなるべく近づかない、または長くい

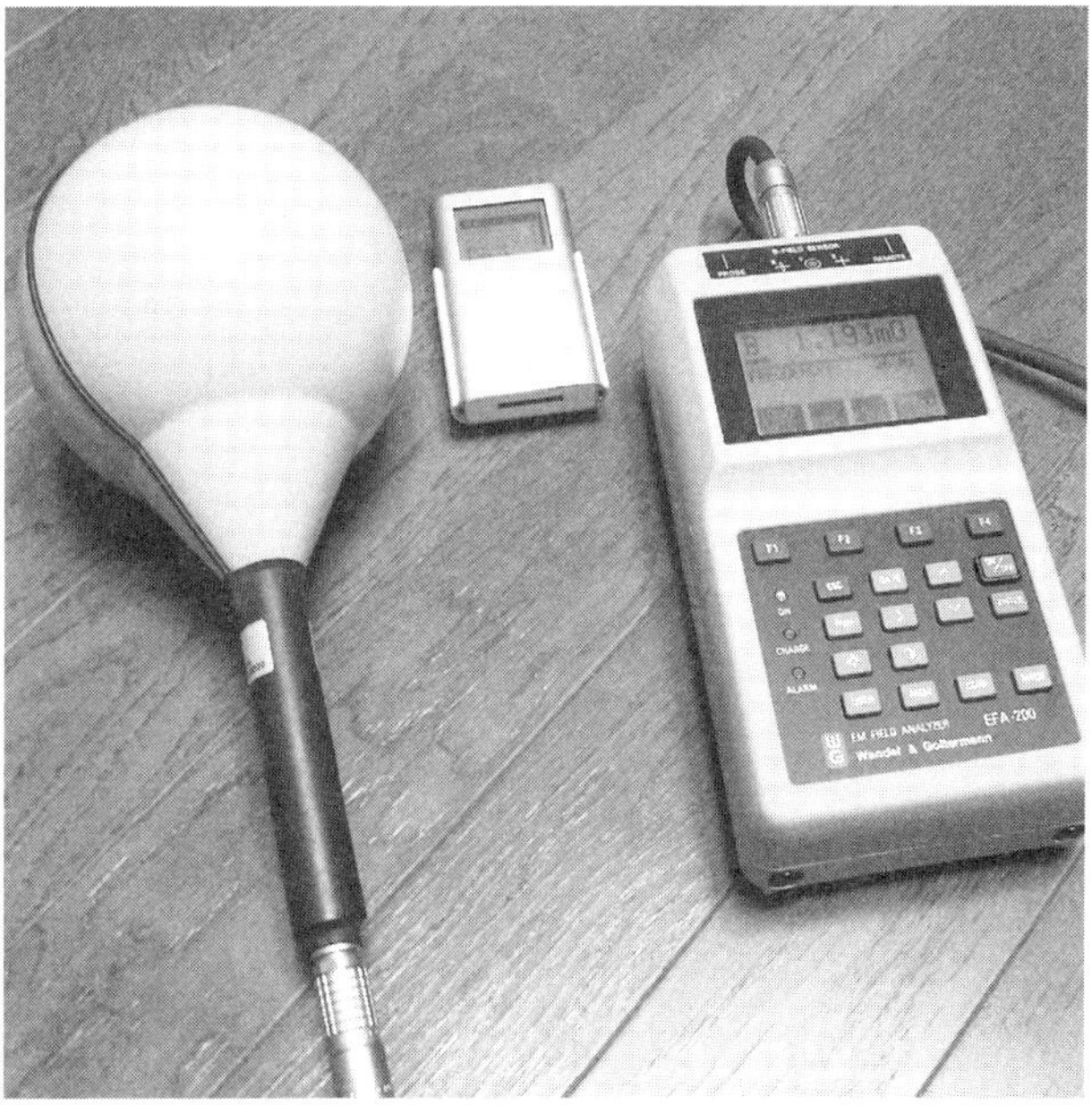

携帯音楽プレーヤーは、液晶画面があるものは高周波が強く発生している。

ないことが電磁波の影響を少なくするポイントです。

また電子レンジなど電磁波の発生が大きいものからは、スイッチを入れたらすぐその場を離れることも重要です。電磁波は発生源から距離を取ることで、その影響を軽減することができるのです。

また家中にあるリモコンスイッチは、使わない時は主電源から切ることも、電磁波の影響を少なくするポイントです。リモコンでテレビやビデオや、リビングの明かりまでもオン・オフ出来るのは便利ですが、小さくない電磁波の発生を測定しました。一つひとつは小さなものですが、それが集まったり、一日中それらの電化製品から発生する電磁波にさらされていれば、影響も大きくなります。

電化生活を見直すことで、電磁波の影響を少なくする生活が始まるのです。

家の中の電化製品の電磁波計測結果

機器名称	状態	高周波 (v/m)	低周波 (mG)	備考
テレビ	スタンバイ　画面直前	0.75	1.75	
	スタンバイ　画面から1m	0.12	0.28	
	オン　画面直前	5.6～11.4	16.47	
	オン　画面から1m	0.44	1.878	
	上部後ろ（最高値）	14.2	138	
	壁を通した背面	3.7	32.98	
デジタルビデオ	カメラオフ	0	0.194	
	カメラ使用時　スタンバイ	0.05	0.565	
	液晶使用　録画中	13.45	2.713	
	液晶不使用　録画中	0.1	0.425	
	ビデオ再生中	2.47	0.267	
	充電中	3.17	2.888～3.73	
DVDレコーダー	スタンバイ	0.05	0.139	1m離れた地点で計測
	スイッチオン	0.11	0.17	
	再生中	0.11	0.169	
ビデオ	プレイ　直前	1.58	3.46	
	プレイ　1m離れて	0.12	0.725	
CDプレーヤー	プレイ　直前	0.57	3.449	
	プレイ　1m離れて	0.05	0.305	
ポータブルMDプレーヤー	プレイ　直前	0.05	0.145	
	プレイ　イヤホン	0.1	5.75	
	プレイ　ヘッドホン	0	13.79	
ポータブルCDプレーヤー	スタンバイ	0	0.165	
	プレイ　直前	0.05	0.35	
	プレイ　イヤホン	0.15	0.16	
	プレイ　ヘッドホン	0.1	0.16～0.18	
電子レンジ	スタンバイ	0.12	42.86	パネル周辺
	オン正面	22	264.4	
	オン後方	3.4	276.5	
冷蔵庫	正面（30cm）	0	1.12	
	横	0.12	32.62	
	壁を通した背面	0	220.34	
電気ポット	オン直前	0.24	5.579	
	オン　1m離れて	0.005	0.203	
	保温状態	0.24	0.382～0.42	
加湿器	スタンバイ 直前	0.38	0.165	
	オン直前	0.38	215.6	
	オン　1m離れて	0.38	1.7	

機器名称	状態	高周波（v/m）	低周波（mG）	備考
電波時計	液晶面	0.1	0.48～0.54	
	バックライトオン	0.1	3.404	
エアコン	オン　1m離れて	0.05～0.1	1.86	高さ150センチの位置
	室外機上部	1.61	3.06	
シェーバー	充電池にてオン	0.33	14.78	
	交流にてオン	1.64	15.34	
扇風機	直前	0	2.695	
	下　操作部	0.21	3.478	
	モーター部	0.17	45.88	
洗濯機	正面	0.14	5.971	
	左側面	0.27	6.762	
	下	0.2	10.82	
	下左前	0.23	11.83	
携帯電話	待機中	1.41	0.61	
	通話中	44.45	0	
	呼び出し	19.5	0.78	
	ゲーム中	0	2.254	
	i-mode中	0.28	1.147	
	待機中（イヤフォン）	0.1	2.13	
	通話中（イヤフォン）	3.56	5.29	
	i-mode中	2.12	7.886	
パソコン	本体直前	0.41	3.27	
	ＣＲＴ	0.62	5.6	
	キーボード上	0.37	1.234	
	座った場所	0.05	0.889	
	ＣＲＴガラス越し	0.29	3.74	
	壁を通した背面	0.33	3.48	
	本体正面	0.44	1.379	
	電源部付近	0.52	17.73	
ファクシミリ	待機中	1.56	2.23	
	コピー	3.5	9.675	
	プリント	3.5	10.19	
	液晶パネル周辺	0.86	5.55	
デジタルカメラ	オン　液晶オフ直前	0	0.14	
	オン　液晶オン直前	0	0.14	
	オン　測距中	0	1.963	ビームにて距離計測中

3　家の外の電磁波はどれくらいなのだろう

駅は改札付近はやや強い電磁波が発生

電磁波発生源は私たちの身の回りにあふれています。それは家の外でも同じです。屋外の測定は気象条件や時間帯などによって左右されるので、この値が確実なものとはいえませんが、参考までに紹介します。

新幹線が到着、そして通過する新横浜駅の場合は、場所によって値が変化しました。コンコースとなっている構内は、低周波が六〜九mGの値を示しました。高周波は二・七V／m前後でした。構内の中でも改札付近はいずれの値も大きくなり、低周波が一二〜一五mG、高周波は三・八〜四・五V／mになりました。これは自動改札の機械から発生している可能性が考えられますが、それを確かめることはできませんでした。駅構内を離れ、駅前の広場でも測定をしてみました。結果は九mGで、構内とそれほど変わらない数値を示しました。

　新横浜駅はメインが新幹線の駅で在来線は本数も少ないので、ここより大きな駅では、もっと高い値が想像できます。

街の中にもあるさまざまな電磁波発生源

　変電所は郊外にあるとは限りません。町中の住宅地付近にも突然姿を現すことがあります。ここは明らかに強い電磁波を発生してることが想像できます。それにそのすぐ近くにマンションや住宅地が何も知らないかのように建っているのです。

　横浜市のある変電所の近くの住宅のすぐ近くでは、低周波が二二～三二mGとかなり高く、高周波は〇・九～一・三V／mでした。ここの住宅地は、これに近い値の電磁

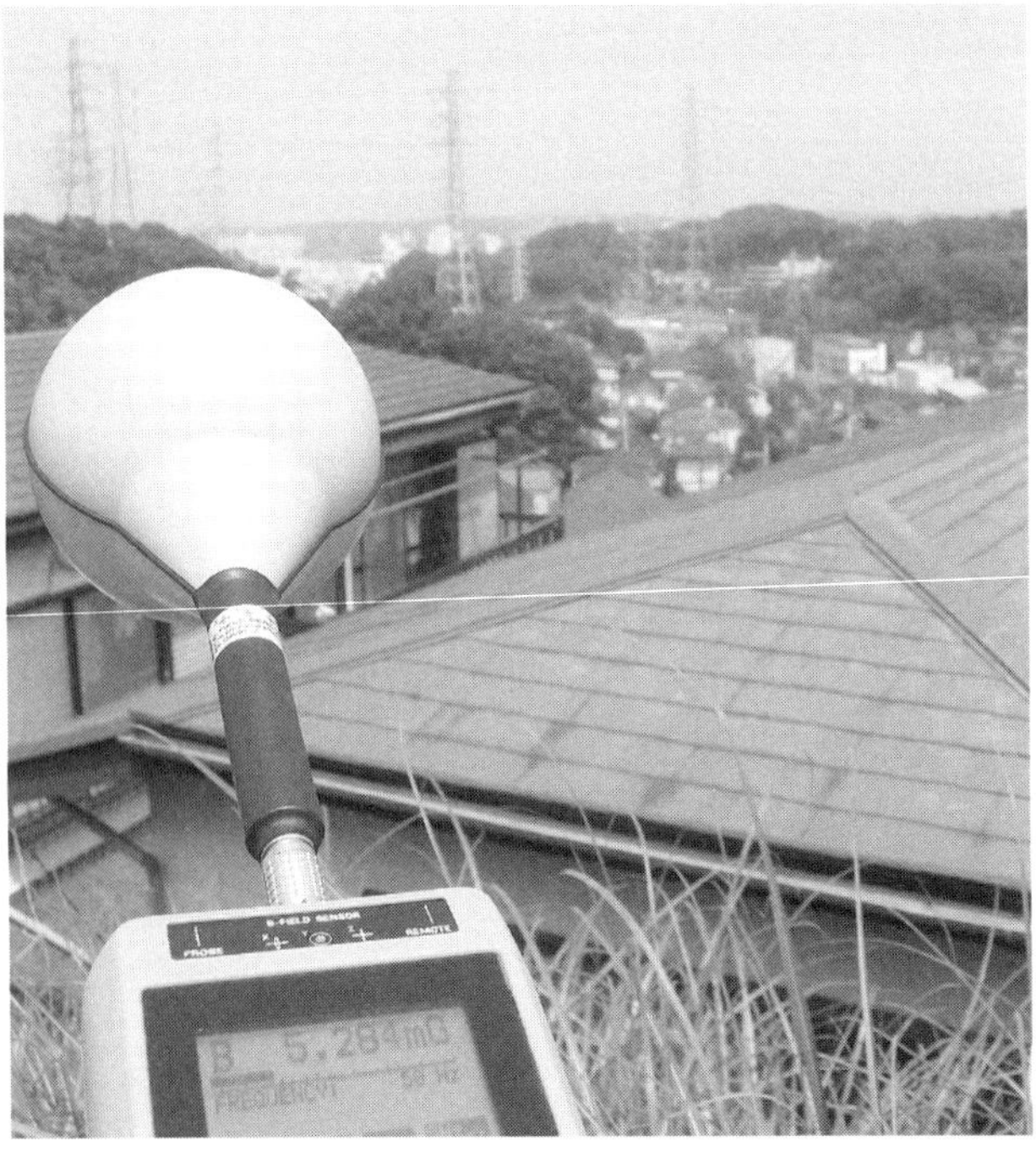

変電所近くの高台で五・二八四mGの低周波が測定された。遠くには送電線が見える。

波を浴びていることになるのです。

　また、この変電所から約五〇〇メートル離れたところに小学校があり、ここでも測定をすると、低周波が四～六mG、高周波は一・三～二・二V／mとなりました。二・二V／mは、電力密度で表すと一・二八μW／cm²になります。低周波の値は小さくなっていますが、近くに携帯電話のアンテナがあったため高周波が高くなってしまいました。変電所近くに高台があり、そこはとても眺めがよい所でした。しかし、ここと変電所は遮るものがありません。そこで低周波を測定すると五・二八四mGでした。変電所の影響かどうかはわかりませんが、意外な結果でした。

　では、これらの変電所や携帯電話のアンテナの影響がないところではどうだろうと、

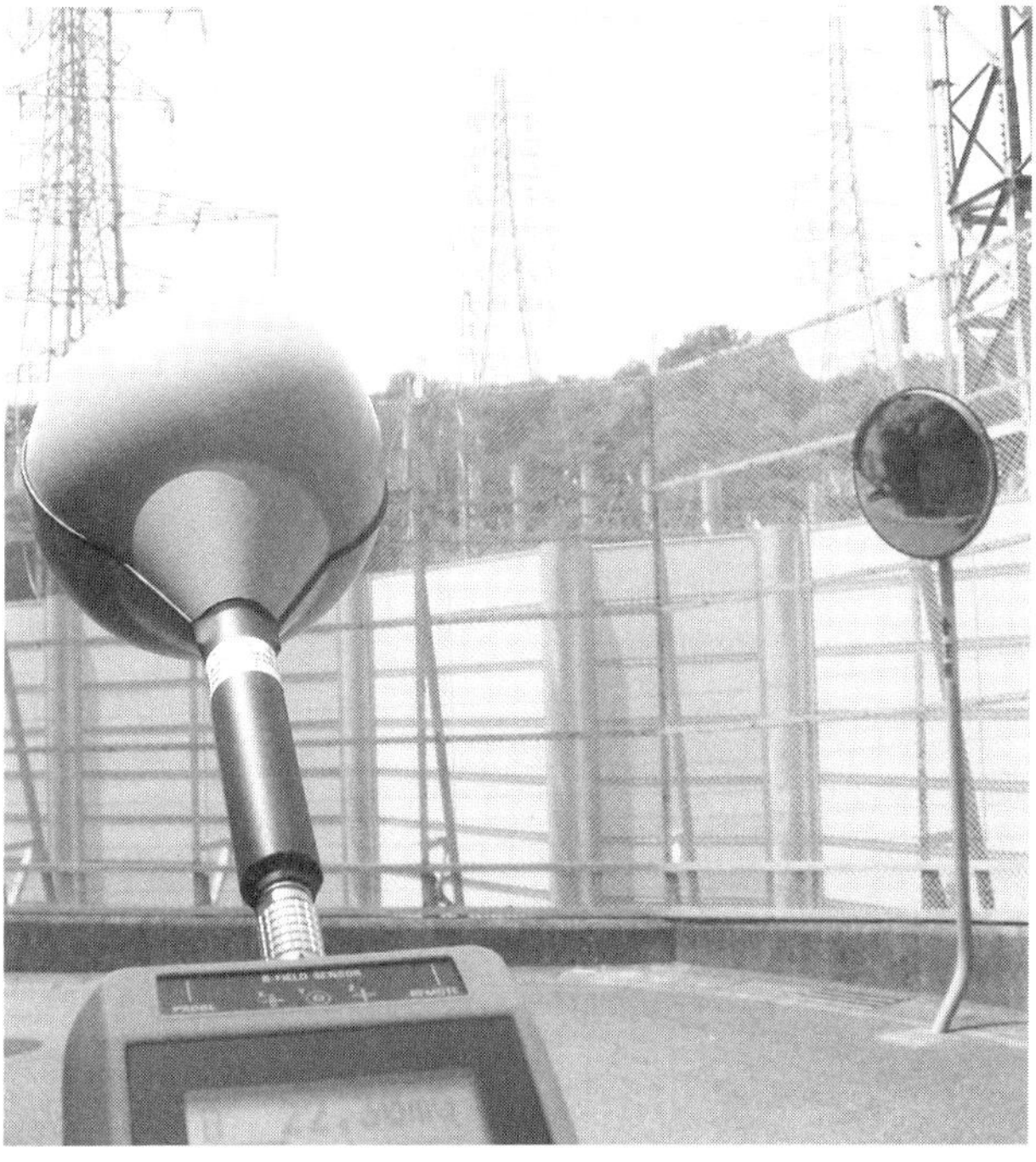

変電所のすぐ近くは二二・三mGという強い低周波が測定された。

大きめの公園を探しました。わざわざ出掛けていく特別な公園ではなく、いつもお散歩に行くような身近なところと考え、大きな住宅地の中にある公園を見つけました。木陰にベンチがあったので、そこで測定をすると、低周波は高くても一・二mG、高周波は〇・二三~〇・二五V／mでした。他の場所でも同じような値を示しました。幸いこの公園から携帯電話のアンテナは見えませんでしたが、高層マンションはいくつか目にすることができました。いつの日かこのどれかのマンションの屋上に携帯電話のアンテナが立てられるかもしれません。この公園もそこからの高周波を感じ、高周波に曝されてしまう日がくるかもしれません。

第四章　様々なところで、電磁波を計測

Chapter 4

1　家の窓から送電線が見える——中田さんの場合

私たちの周りには電磁波の発生源があふれています。屋内、屋外を問わずそれを測定する事で、さまざまま状況が見えてきました。想像以上に電磁波の値が高いところ、またそれが原因で辛い生活をしている人、またすぐにでも対策が必要と考えられるところなど、思わぬ事実が判明しました。

そこで、電磁波を測定した結果と、その環境と対策などを紹介します。ここに紹介するものは町の名やお名前などは仮名とさせてもらっていますが、事実であり、同時にそれほど特殊な場所ではありません。つまりどこにでもある状況ともいえるのです。

ここで測定した電磁波の基準について、高周波はオーストラリアのウロンゴン市で採用された「〇・〇〇一μW／㎠」、極低周波については『クロスカレント』の著者であるロバート・ベッカー博士の提唱する「〇・一mG」を一つの基準としてください。詳しくは前章六五頁を参照ください。

中田さんはＫ市の郊外高台の街に住んでいます。そこは海を見下ろす住宅地で、庭のある戸建の住宅が並ぶ自然に囲まれた街です。日本を代表する港町を持つ都市も近く、異国情緒と落ち着いた雰囲気があり、環境のよさそうなところです。しかし、緑溢れる街に不釣り合いな大きな送電線がその住宅地を貫いています。ちょうど山の稜線に沿って大きなものが一つ、そしてそこから分かれたやや小さめのものが住宅地を走っています。

中田さんのお宅は、やや小さめの鉄塔から約五〇メートル離れたところにあります。そこを通る送電線からの電磁波が気になり、大丈夫なのだろうかというので測定を依頼されました。中田さん自身もここ数カ月前から体調がすぐれないということです。体が重く倦怠感があり、土、日より平日の方が体調が悪く、特に夏は辛いということでした。それと中田さんの長女が結婚して赤ちゃんをこの家で育てたいというので、近くに送電線と鉄塔があるのだが、大丈夫なのだろうかと当会に電磁波の測定を依頼してきたのです。

土曜日の午後、中田さんのお宅に伺い、娘夫婦が生活するであろう二階の部屋に向かいました。その部屋の窓を開けると、そこからあの送電線と鉄塔がより近くに見えました。送電線からは低周波が発生しているので、窓辺で低周波を測定すると、ここでは四・三～四・八mGという数値の低周波が測定されました。その部屋を移動しながら数カ所測定してもいずれも四・〇～四・二三mGという数値を示していました。

ここは送電線から近いことと、送電線と二階のこの部屋の間に遮る家がないこともあり、他の部屋を測定した結果を見ても、一番、送電線と鉄塔からの影響を受けていることがわかりました。大人より子ども、さらに赤ちゃんになると、電磁波の影響を受けやすいので、ここで子育てをするのはお薦めできないという結論になりました。二四時間、一年三六五日低周波を浴びると影響があることは容易に想像できますし、実際に送電線や鉄塔などからの電磁波は、体に影響があることを示した研究報告などを中田さんに紹介しました。

測定を依頼された中田さんは、主婦でキッチンにいる機会が多いので、キッチンの電磁波も気になるということで、ここも測定してみました。キッチンには調理のための多くの電化製品があり、そこから電磁波が出ています。電子レンジ、食器洗い器などは多くの家庭にあるようですが、それらは中田さんのお宅にもあり、測定すると電子レンジからは三・二〜三・六mG、冷蔵庫からは三・三〜三・六mGという数値を示しました。特に電子レンジはスイッチを入れたとき強い電磁波を発生していますが、オフのときも高い電磁波を発生しているものもあります。それは調理のためのコンピュータや液晶などに常時電流が流れ、そこから電磁波が発生しているからです。

またキッチンに小さなテレビを置いていたのですが、そのテレビは消していても待機状態でここにも電流が流れているので、電磁波が発生していました。ご本人は送電線からの電磁波を一番気にされていましたが、キッチンは三・五mG前後という数値を示し、送電線からの電磁波の影響を受ける部屋とあまり変わりない値で、意外と部屋の中も電磁波が高いことがわかりました。キッチンにあるこれらの電化製品は仮にスイッチがオフであっても、待機電流が流れているので、つまり電磁波が常時発生しています。使わないときはコンセントを抜くことで電磁波の発生を少なくすることもできます。

そして次は家族の集まるリビングを測定しました。大きな窓のあるリビングからは直接鉄塔は見えませんが、送電線は見えます。そこからの影響が心配されます。窓側で測ると四・三〜四・六mGとやはり高い数字でした。中央部分に移動すると三・九〜四・二mG、それでも高い低周波を測定しました。この家は鉄塔から五〇メートルほど離れていますが、どうやらそこから発生する低周波の電磁波の影響を家全体に受けているようです。

それに対しての対策は、持ち家なので引っ越すことも簡単にはできず、送電線から離れた側で、食事をしたり、また長くすご

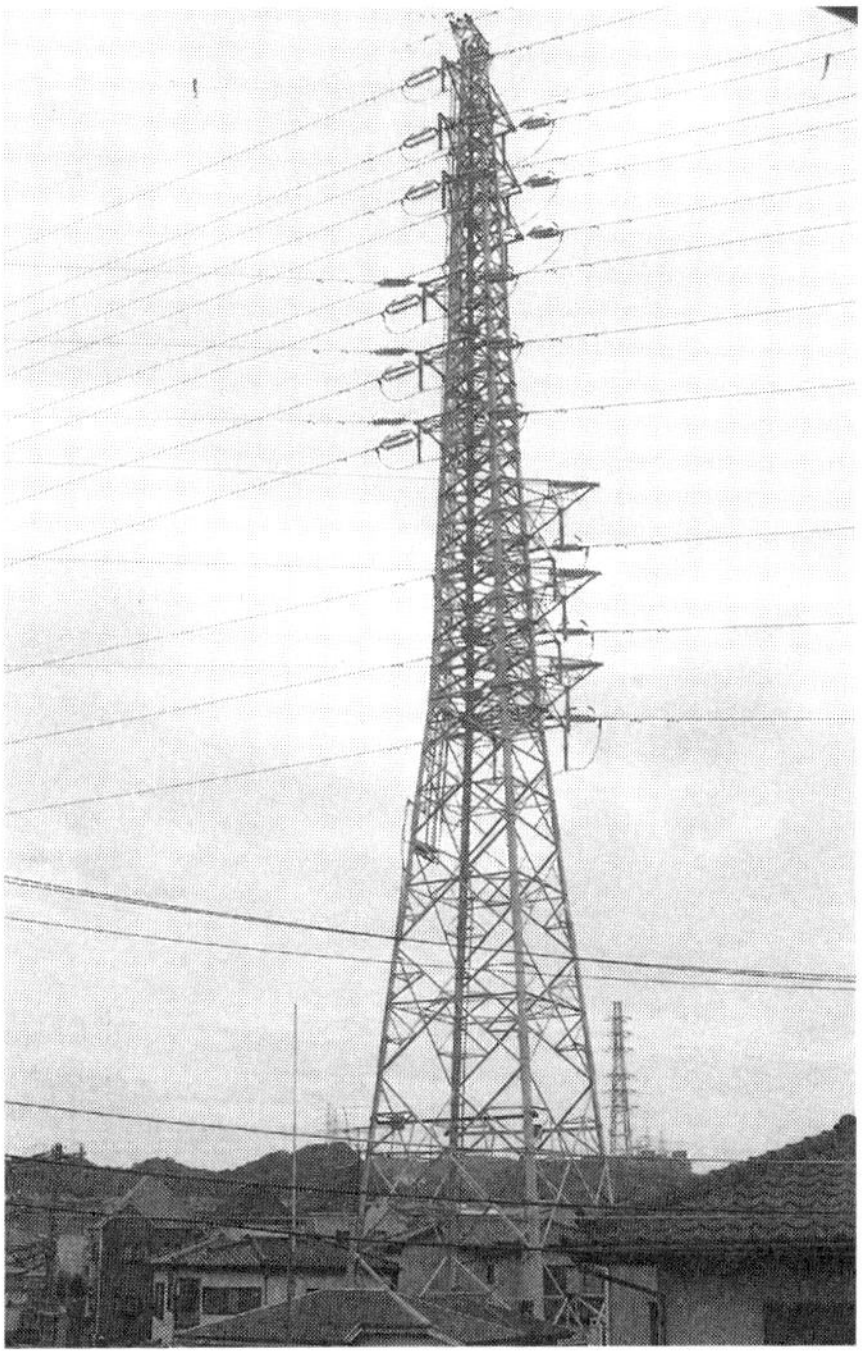

住宅地のど真ん中に送電線の鉄塔がそびえる。

すようにするしかありません。それと電化製品は使わないときはコンセントを抜き待機電流が流れない状態にすることです。それにより電磁波の発生をなくすことができますし、電気代の節約にもなります。

また家に来る電気のアンペア数を下げることで無駄に大きな電気を使うこともなくなりますし、電気代の基本料金を下げることも出来ます。アンペア数を下げたいときは、電力会社に言うとすぐに対応してくれます。このように家庭内の電磁波は小さくすることを心がけることが大切です。

学校のすぐ前を送電線が

私たちは、中田さんの家の中を測定したのち、鉄塔の真下と、送電線が真ん中を横

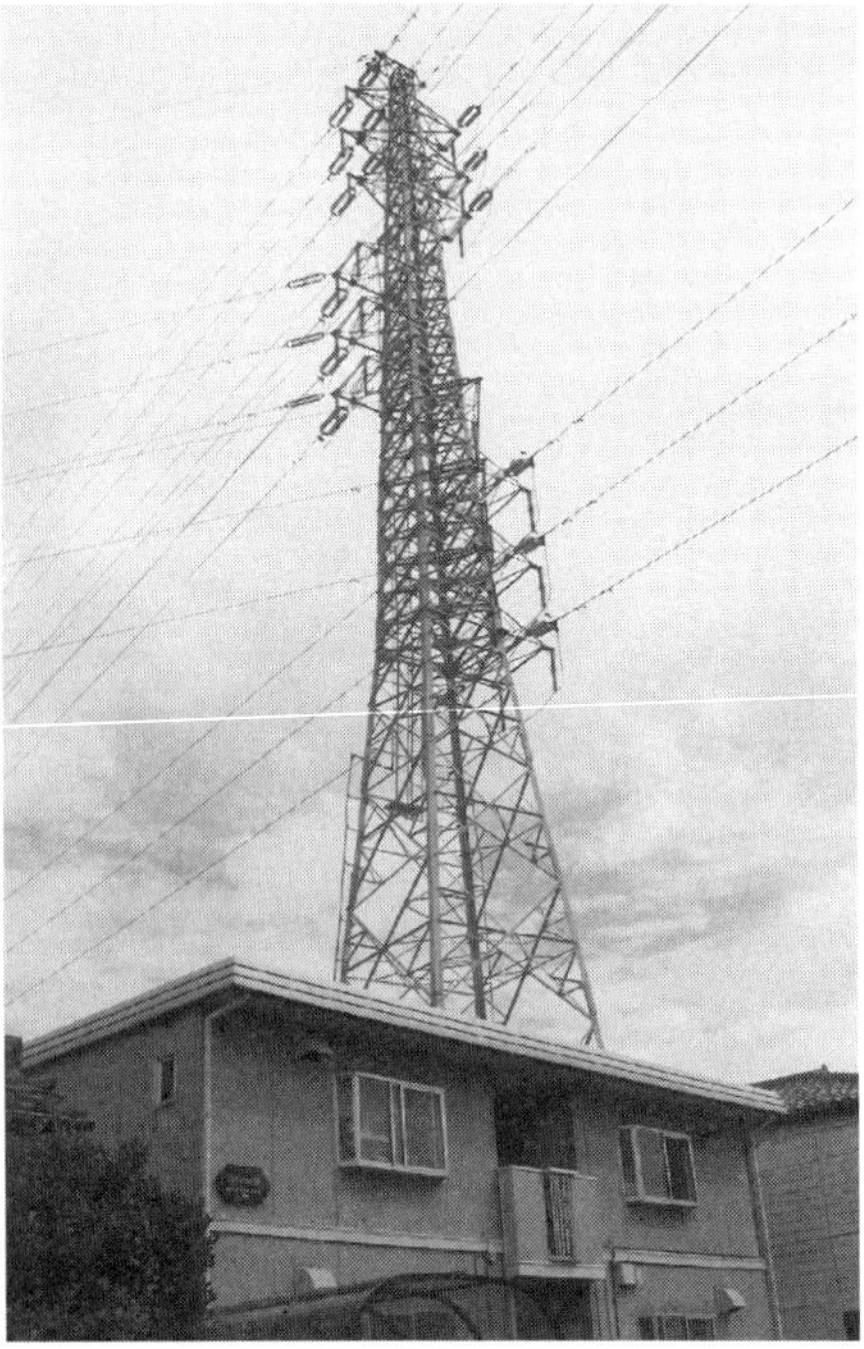

鉄塔のすぐ下にはアパートがあった。チリチリと不気味な音も聞こえた。

切る中田さんの家の周辺も測定することにしました。送電線はよく見ると中田さんの家の近くにあるこの鉄塔で一ルートが二つに分かれていました。さらにそのすぐ下に電柱があり、配電線も重なるように通っていたのです。

鉄塔に近づくと、チリチリと不気味な音が聞こえます。鉄塔の下のすぐ脇にはアパートがあり、送電線の下には多くの家があることが確認できました。

この鉄塔から約五〇メートル離れた中田さんのお宅でも、四mG前後という低周波の電磁波が測定されたので、真下はもっと高い数値を示すだろうと予測し、低周波を測定すると、二〇mG前後の数値を記録しました。角度や場所を少しずつ変えて測定しても一九mGより小さくなりませんでした。

鉄塔の下で計測をし、はじめて数分後、電磁波過敏症の症状があるスタッフが頭が重くなり、気分が

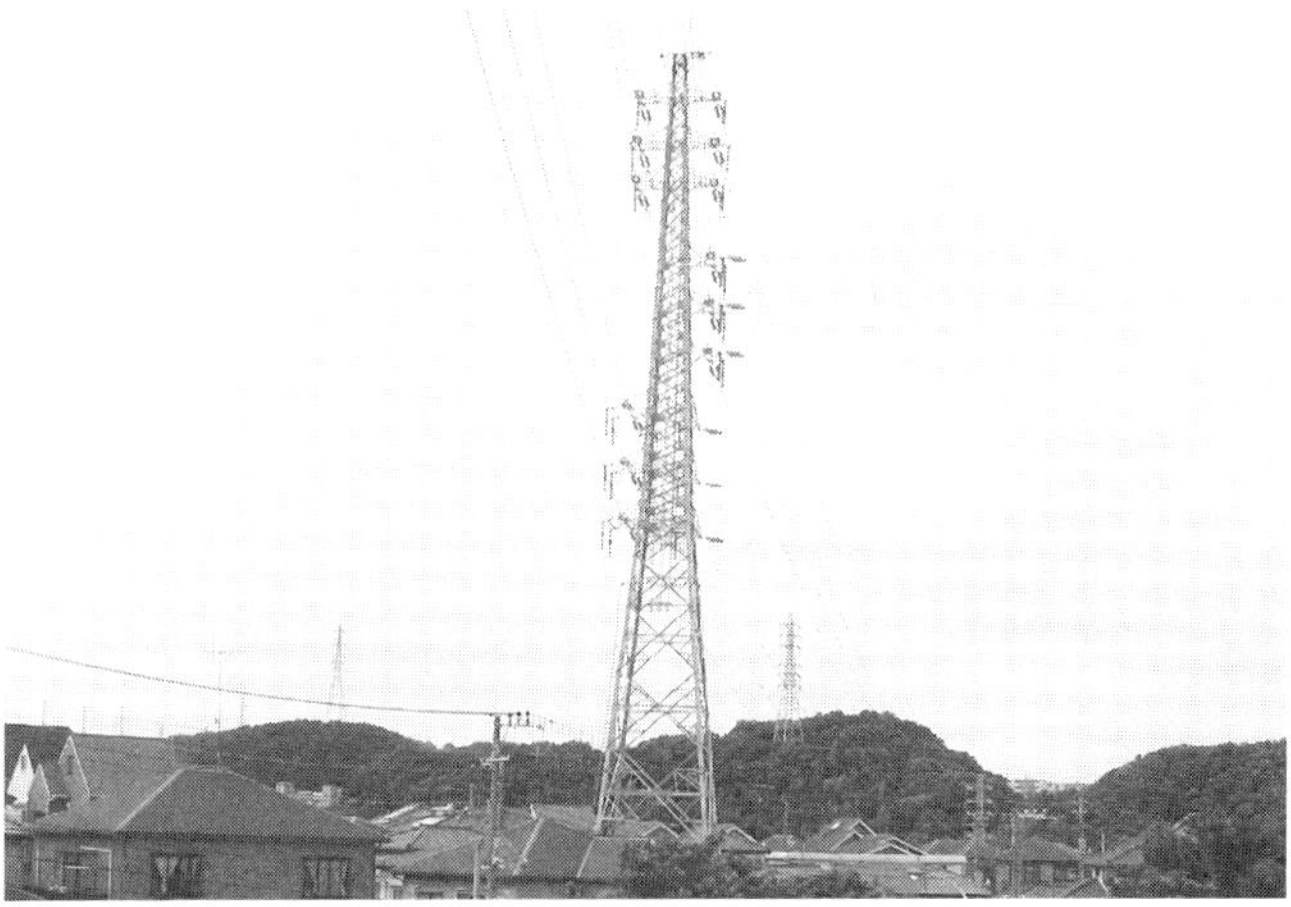

住宅地を貫く送電線は、この鉄塔で他の送電線と交わる。

悪くなったと体調の不良を訴えはじめ、私たちはそこから離れることにしました。

中田さんに「この鉄塔の近くの人は大丈夫なのですかね」と周辺の住民のことを聞くと、中田さんの前に住んでいるお宅の飼い犬が数カ月前、原因不明のガンで死んでしまったそうです。送電線や鉄塔からの電磁波とは直接関係があるかどうかは分かりませんが、このことがどうも気になると中田さんはいいます。

というのも娘の小学校時代の同級生二人が子どものころに、小児白血病で亡くなったというのです。こんな小さな小学校の中の同級生が二人も同じ病気で亡くなったと聞き、私たちはとても驚き、「それは本当のことですか」と聞き返したほどです。その小学校はここから近いというので、そこを訪れることにしました。歩いてそこに向かうとき、あの送電線は私たちを監視するように常に視界に入っていま

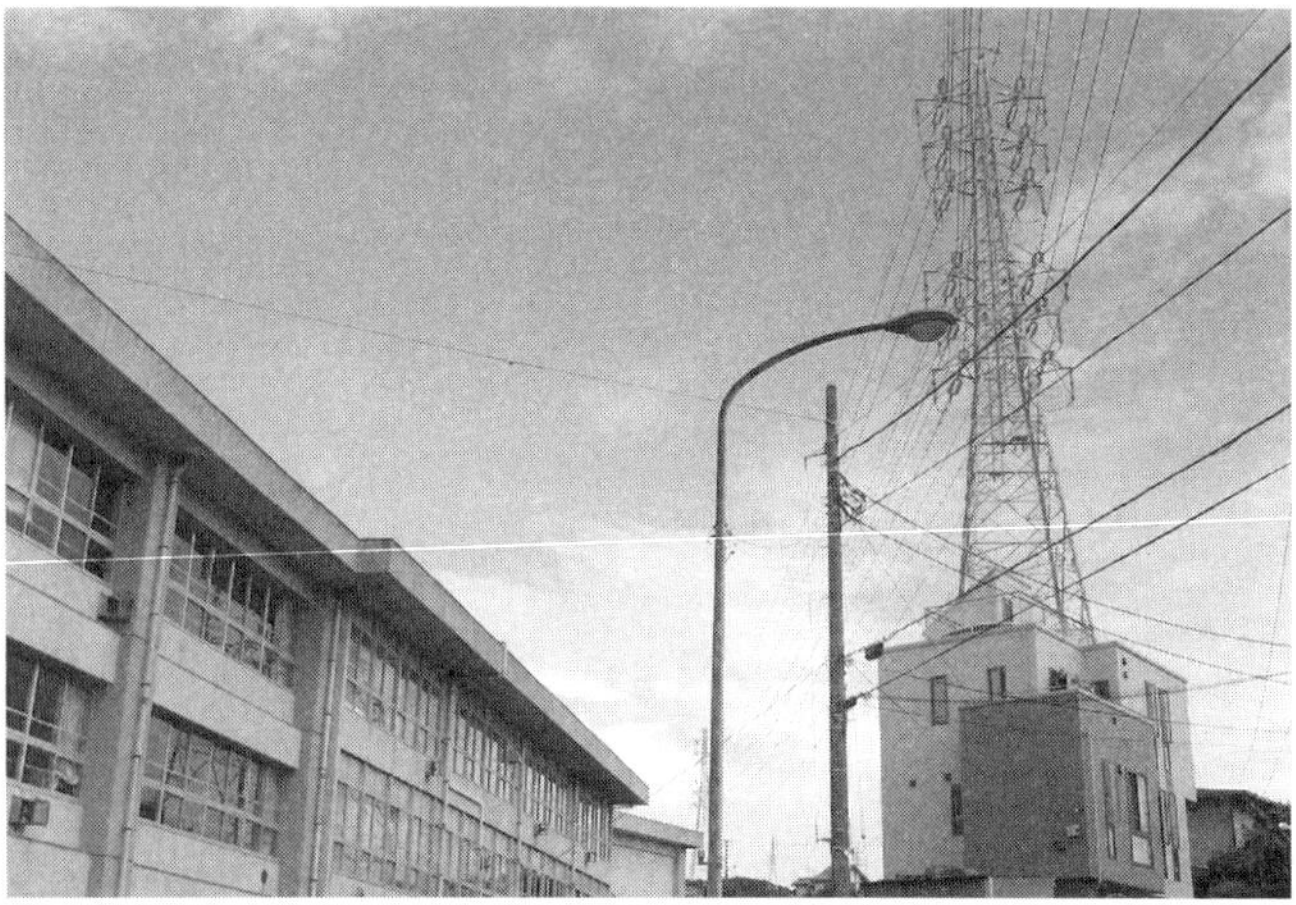

送電線の近くには学校の建物があり、教室のすぐ側を送電線が走る。

した。約五分ほど歩いて到着した小学校のすぐ近くを、あの送電線が通っていたのです。そしてその送電線は、教室の窓の約二〇メートル脇に並行して通っています。ここに通う小学生は常に送電線を横目に授業を受けることになるのです。

送電線を挟んで教室と大体同じ距離になる反対側の道路から電磁波を測ると一四mG前後の低周波が計測されました。

移動しながら測定しても大体同じ値を示しました。本当は校庭で測定したかったのですが、事前に許可を取っていないし、申請をしたところで許可はもらえないだろうと思い、その周辺のみの測定で終わらせました。

中田さんに電磁波のこと、特にあの鉄塔や送電線のことで近所の方とお話しをしたことがあるのかと聞くと、まわりの人は電磁波についてはほとんど関心がないといいます。あまり電磁波について話すと、変な宗教や霊に取り憑かれたのではという目で見られるということのようです。本当は近所の人と一緒になって対策を立てたいのだけれどそうもいかず、まずは自分の家のことで対策を、と考えたそうです。

幸い中田さんは電磁波についてこうして知る機会を得て、そして冷静に対処しました。送電線からの電磁波は自分ではどうにもできないけれど、自分でできる防衛をし、家庭内の電磁波について発生源を減らすなどの対策を取ることと決めたようです。

しかし、電磁波のことは知らずに、また安全であると思いこまされて、送電線の真下に住み、送電線が教室の窓のすぐそばを通る小学校に子どもを通わせるのはとても残念なことです。事が起こってからでは遅いのです。危険性のある電磁波からは慎重に回避すべきなのです。

電磁波計測　中田さん宅

計測箇所	低周波	高周波
2階　ベッドルーム　窓際	4.30～4.80mG	0.16V/m
2階　ベッドルーム　ベッド　枕の位置	4.23mG	0.05V/m
2階　和室　中央床	4.50～4.60mG	
2階　ベッドルーム　ベッド横　電気スタンド(ON)	4.0～5.0mG	20V/m
2階　ベッドルーム　机下　ACアダプタ周辺		100～200mG
キッチン　電子レンジ前	3.20～3.60mG	
キッチン　冷蔵庫前　腰の位置	3.30～3.60mG	
キッチン　流し台前　　腰の位置	3.30～3.70mG	
居間　窓際	4.30～4.60mG	0.05～0.10V/m
居間　中央　床	3.99～4.22mG	0.1～0.15V/m
屋外　玄関前	4.60～5.00mG	0.09～0.10V/m
屋外　送電線　中央下	9.0～20.0mG	
屋外　電柱下	12.9～13.2mG	
屋外　小学校横の坂上	13.8～14.1mG	
屋外　小学校正門前	13.8～14.2mG	
屋外　小学校運動場入り口	3.6～13.9mG	

2　パソコンに囲まれ仕事をし、ＡＣアダプターの下で寝る
――橋本さんの場合

次のケースは、家の周りの目に見える範囲には送電線や携帯の基地局はなく、また近くに大きな幹線道路もない静かな街で、閑静な住宅地として知られる環境のよいところです。新興住宅地として整備されたこの地は、インフラの設備が整っているそうです。しかし今回測定を依頼された橋本さんは、ときどき頭がずきずきし、肌がピリピリするという症状がある方です。

橋本さんは、雑誌やインターネットのウェッブなどに文章を書く仕事をしています。家の中での仕事が中心になり、外出するのは打ち合わせや、取材のときなどだけで、家にいる時間がかなり長いようです。それも、パソコンに向かっているのが一番長いということで、朝起きたらすぐにパソコンを立ち上げ、気が付くとパソコンの前に座っているという日常を送っているそうです。朝の日課はメールのチェックにはじまり、そのまま朝食も食べずにパソコンでネットサーフィンに夢中になることもしばしば。パソコンは体の一部になっているともいえる生活を送っています。

このように橋本さんはパソコンやデジカメ、携帯電話などのいわゆるデジタル家電に関心があり、それに関する仕事が多く、家の中にもデジタル家電が数多く並んでいます。携帯電話もかなり早い時期から使っていて、新しい機種が出るとつい買い換えてしまうとか。

しかし携帯電話は、本体から出る電磁波のことが気になり、最近ではイヤホンマイクを使うようにして、通話もなるべく短くするように心がけているとのことです。携帯電話と電磁波の関係は、橋本さんもよく調べており、二四時間携帯基地局からの電磁波を受けるのはいやだと、周辺に基地局がないところを選んだという気の使い方です。

そういう橋本さんが仕事に集中できない、朝、目が覚めてもスッキリした感じがしない、夕方になるとひどく疲れるという状態になり、自分では携帯基地局は気を使って離れているけど、他の電磁波の影響があるのではと思い、測定を依頼してきました。

われわれに測定を依頼してくる方は、電磁波について基本的な知識がある方が多いようです。それに自分で電磁波測定器を購入し、自分で測定している人も多くいます。しかし測定器にも種類があり、低価格のものにはきちんとしたデータが取れないものもあります。低周波を測定する機種はまだよいのですが、高周波を測定する測定器で安価なものは、不正確なものが多いようです。それにデジタルのパルス波となると、正確に測定するのが困難です。橋本さんもこの例にもれず自分で測定器を購入し、測定した結果を見せてくれましたが、本人は特に問題ないと思っていたようです。

橋本さんの住むお宅に伺い、まず仕事部屋の測定から始めました。まずいつも使う二台のコンピュータのうちノートタイプから測定すると、キーボードの直上で低周波が五・四五〜一四・〇五mGと場所により大きく差が出ました。高周波が二・三二V／mという数値を示しました。ノートパソコンに向かったときの頭の位置（画面から三〇センチ程度離れた位置）では低周波が〇・八mG、高周波が二・〇五V／mという値でした。この二・〇五V／mは、電力密度で表すと一・一一μW／㎠になります。

もう一台のデスクトップタイプでは、キーボードの直上で低周波が〇・九五〜一・三一mG、高周波が一・一八V／m、マウスは低周波が一・〇九〜二・一一mG、高周波が〇・九三V／mでした。

コンピュータの場合、裏面から強い電磁波が出るのでそれを測定すると、液晶ディスプレイの裏は低周波が三・二五〜三・六mG、高周波が一・〇〜一・三V／m、本体は低周波が二・八〜三・二mG、高周波が一・一五V／mで、表面では低周波が一・八〜二・一mG、高周波が一・〇五V／mとやはり液晶画面でも表より裏面が強い電磁波が出ていることがわかります。

橋本さんのお宅のインターネットの環境は、ゆうせんブロードキャストでサービスを受けており、その受信装置もデスクにありました。電源を入れた状態では最高値三一・三五mGを示しました。またその近くにインターネットを二つのパソコンに分けるためのハブがあり、そこに電源を供給するACアダプターもあります。そのACアダプターは四五〇〜五六〇mGというかなり高い数値を示しました。

つまり橋本さんはこれらのデジタル機器に囲まれて、そのあらゆる機器から発する高周波、低周波を仕事中浴びていたのです。

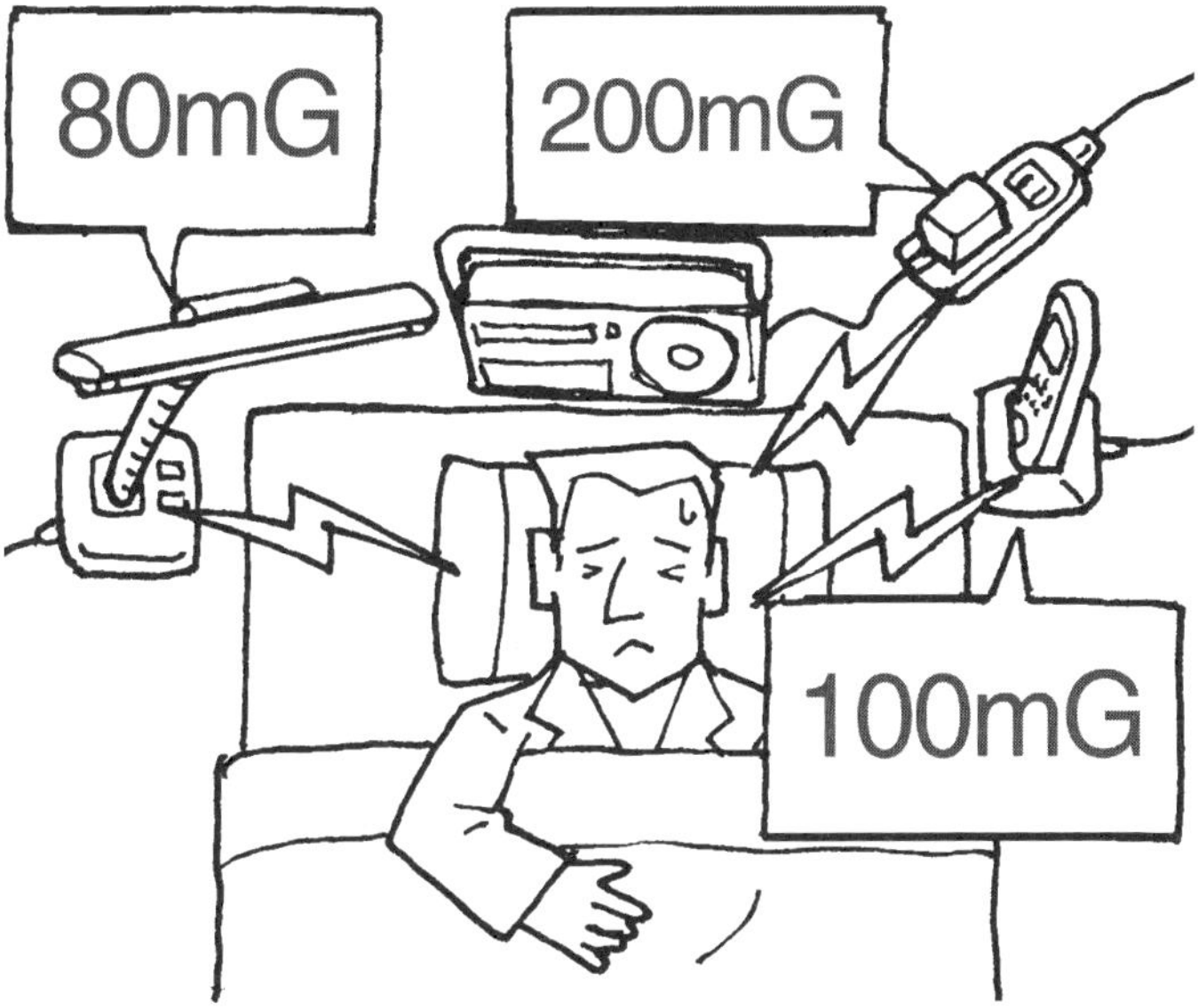

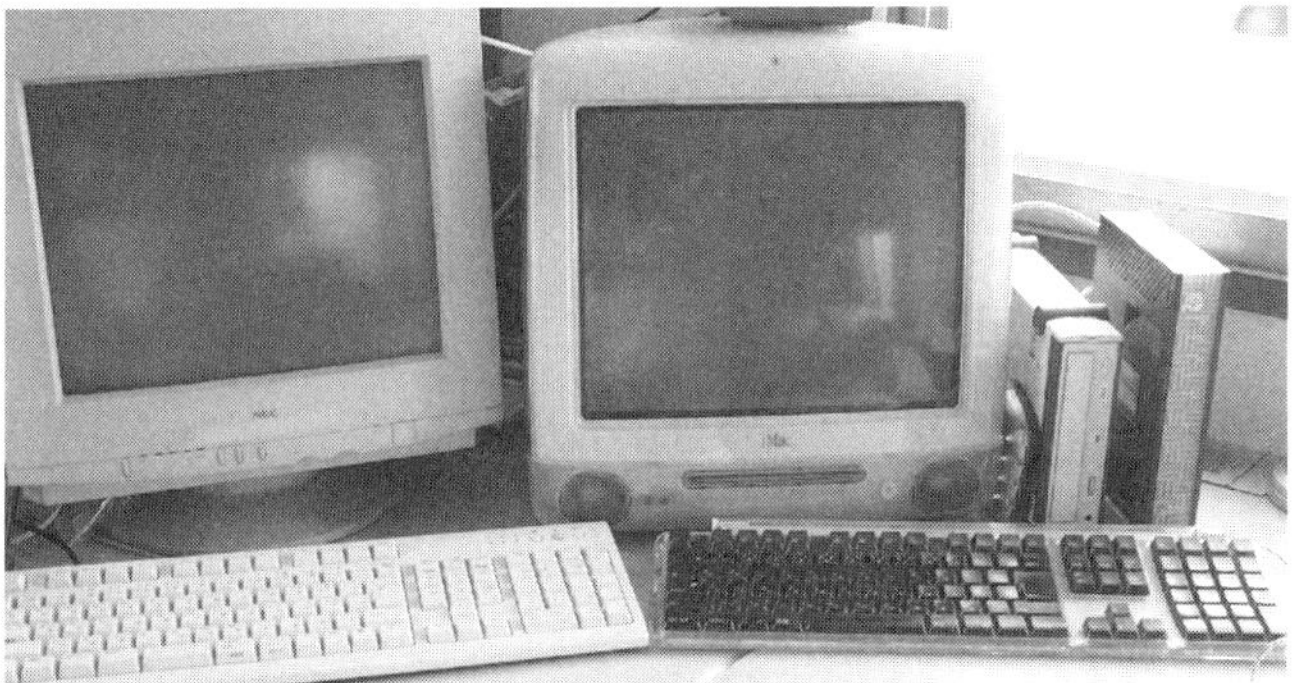

パソコンやその周辺機器に囲まれたデスク。これらか絶えず電磁波を受けていた。

マッサージ機から腰へ強い電磁波が発生していた

実は橋本さんは起きて仕事をしているときだけでなく、くつろいでいるとき、寝ているときも多くの電磁波を浴びていることが判明したのです。

橋本さんは仕事に疲れたとき、また、お風呂あがりなどに最近購入したマッサージチェアでくつろぐというのが日課になっているそうです。一日に一回最低三〇分近くはこのマッサージチェアに座るそうです。早速測ると腰のあたりでは、一六・一四～一六・二七mG、頭や首のあたりでは一・一〇～一・二〇mGでした。これでは体をほぐしながらも、強い電磁波を浴びていたことになっていたのです。

この大きなマッサージチェアだけでなく、ローラーが回転しながら足をマッサージするマシンや、首のコリを取るというマッサージ器も低周波が多く出ていることがわかりました。

しかし問題は、このマッサージチェアだけではないのです。橋本さんの寝る場所と、その環境が多くの低周波電磁波を発生する機器だらけだったのです。

まず、頭のすぐ近くにコンセントがあり、そこにテーブルタップを付け、そこにいろいろな電化製品のプラグがささっており、たこ足配線をしていたのです。寝ながら聞くためのCDラジカセのACアダプター、小さなテレビACアダプター、コードレスホンの子機のACアダプターなどがありました。寝るときに枕の近くにこれだけのACアダプターが並んでいて、どれも熱を持っていました。さらに頭の位置になるところのすぐ横には電気スタンドもあり、寝るときに消すのを忘れて寝てしまうことも多いということです。

蛍光灯からは強い低周波が出ています。この蛍光灯のスタンドから五センチ離れた場合でも八〇mGもの電磁波が測定されました。寝るときは消し忘れたとしても五センチしか離れていないということはないので、そこまで高くないとしてスタンドから約三〇センチ離れた場合は〇・六三〜〇・八五ミリガウスでした。電磁波は距離の自乗に反比例して小さくなるので、発生源から距離を取ればいいのです。

ACアダプターはかなりの低周波発生器です。一台でも一〇〇ミリを超える低周波を発生するものもあります。中でもコードレスホンの子機のACアダプターは強い低周波を発生し、機種により二〇〇mG

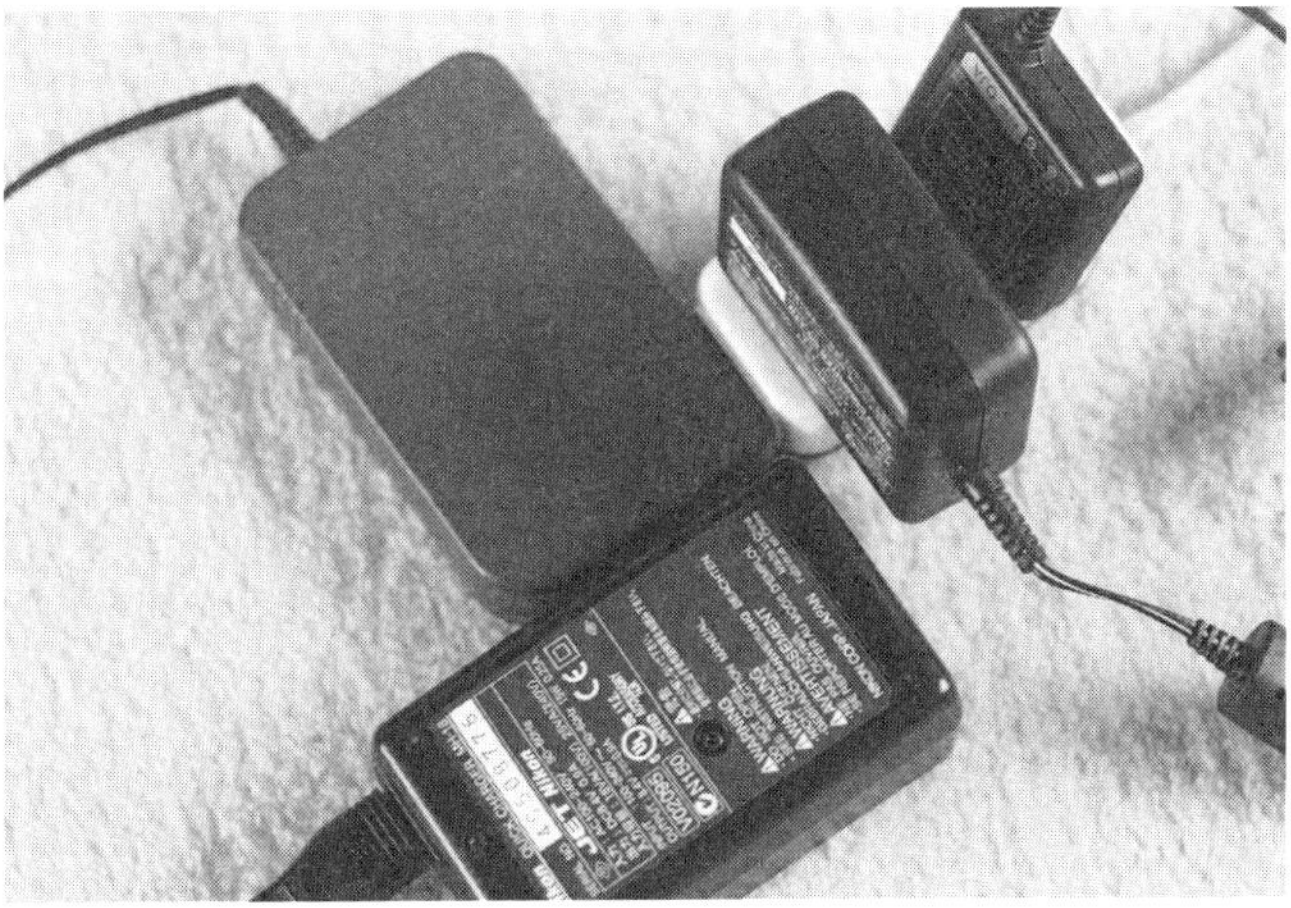

何台ものACアダプターが接続されたコンセントからは強い低周波が発生していた。

を越すものもあります。

橋本さんの頭の近くでは、このＡＣアダプターが三つ付けられていました。すべての機器が電源オンの状態のとき、三〇〇mGと予想を超える高い数値を測定しました。さらにその周辺がかなり熱を持ってきました。これは電磁波発生の危険もさることながら、火災の発生も心配されます。寝ているときに頭が熱を持っているようだという橋本さんの言葉を裏付けるものでした。

橋本さんは起きて仕事をしているときはデスクの周りのパソコンや周辺機器から、くつろいでいるときはマッサージチェアから、そして寝ているときは頭の近くにあるＡＣアダプターから、つまり一日中電磁波、特に低周波電磁波を浴び続けていたのです。

外からの電磁波より、まず身近な電磁波発生源に注意を

携帯電話の使用時間を減らしたり、基地局がないところと、外の環境については非常に気を使っていたのですが、実は自分の身近なところが一番危険だったのです。測定が終わって橋本さんにお話しを伺うと、実は自分の家族をガンで亡くしているというのです。親せきにはガンになって亡くなった人は誰もいないのだそうです。橋本さんが中学校に入る頃、念願のマイホームを買ったそうです。その近くに高圧線があったのですが、その家の価格が相場より安いことと、便利がいいことでその家に決めたのだそうです。そこに住んで一五年経ったころ家族の一人がガンになってしまいました。生

活も規則正しく、お酒は適度に飲む程度で、タバコも吸わない比較的健康に気を使った生活をしていたにもかかわらず、発病したそうです。

そこで原因を調べて、近くの高圧線からの電磁波が原因ではないかと考えたのですが、自分ではどうしようもなく、自衛のためそこから引っ越しました。それ以来、屋外の電磁波発生源には気を使っていたのに、自分の周りがこんなことになっているとは、と嘆いていました。

以前、電力会社に「高圧線からの電磁波が気になるけど大丈夫なのか」と問い合わせをしたところ、「国が決めた規準を守っているから問題ない、お宅以外にも高圧線の近くに住んでいる人がいるが、その人たちは健康に暮らしている、だからそんなことを言うのはおかしいのではないか」と言われたそうです。「さらに危険なところだったら高圧線の下に家は建てられないでしょう、そんなにいやなら引っ越したらいかがですか」とまで言われたそうです。しかし高圧線の下に家が普通に建っているのは日本くらいのものです。その当時は電磁波に関する情報も少なく、そんなものなのかなと思い普通に暮らしていたそうです。最近になっていろいろなことがわかりはじめ、気を使うようになり、外の環境についてはかなり注意を払っていました。でも家の中の環境はあまりよくなかったのです。

この環境を変えるために、まず、たこ足配線をやめることと、ACアダプターなどは頭の近くに置かないこと、枕元の電気スタンドは、白熱球のものにすること、そして多くの電化製品があっても使わないときは電源からプラグを抜くことなどのアドバイスをして、橋本さんのお宅を後にしました。

自分の家の外の環境は非常に気にし、あのアンテナは危なくないか、この高圧線からは避けようと考え、それら危険は避けても、実は家の中には外以上の電磁波が蔓延《まんえん》しているというケースはよくあります。橋本さんの例は特別はことではありません。

後日、橋本さんから、体のだるさが減ってきた、朝の目覚めがよくなったという連絡がありました。パソコンに向かう仕事は辞めることはできないけれど、意識して休憩時間をとるようにしたそうです。完全にとはいかないけれど、少しずつ体調がよくなっているということを聞き、われわれも安心しました。こうして橋本さんは生活のスタイルをほんの少し変えるだけで、改善されるにいたったのです。

われわれの周りには多くの電磁波発生源があります。外にある大きな携帯基地局、高圧線、それらはいずれも電磁波を発生しています。しかし、自分の身の回りにも数多くの電磁波発生源があるのです。

電磁波計測　橋本さん宅

計測箇所	低周波	高周波
部屋の中にある　テーブル中央	0.45mG	0.25 ～ 0.31V/m
ノートパソコン　キーボード上	5.45～14.05mG	2.32V/m
ノートパソコン　操作時の頭部位置	0.65～1.55mG	1.14V/m
ノートパソコン　操作時液晶画面直前	0.8mG	2.05V/m
デスクトップパソコン　キーボード上	0.95～1.31mG	1.18V/m
デスクトップパソコン　キーボード17"マウス	1.09～2.11mG	0.93V/m
デスクトップパソコン　液晶ディスプレイ　表面	1.80～2.10mG	1.05V/m
デスクトップパソコン　液晶ディスプレイ　裏面	3.25～3.60mG	1.15V/m
デジカメ用ＡＣアダプター	6.50～6.60mG	
モデム用ＡＣアダプター	7.70～9.50mG	
ゆうせん　受信装置　OFF状態（元電源抜き）	0.40～0.50mG	
ゆうせん　受信装置　ON状態	31.35mG	
インターネット　ハブ用ＡＣアダプター	450～560mG	
電気マッサージ椅子　完全OFF状態　頭部	0.48～0.53mG	0.93 ～ 1.12V/m
メインON　頭部	1.10～1.20mG	1.08 ～ 1.12V/m
メインON　腰部	16.14～16.27mG	0.33 ～ 0.34V/m

3　キッチンで長い時間を過ごす主婦——菊地さんの場合

家のどこに長い時間いるかによって電磁波に関わる状況が変わってきます。橋本さんのように家にいてもデスクに座りっぱなしで、いつもパソコンの前にいる人、また会社勤めだけど外回りの多い人、主婦として家にいる機会が多く、家の中でもキッチンにいる時間が比較的長い人など、状況はそれぞれ違います。菊地さんの場合は、キッチンで過ごす時間がわりと長い人の場合です。

家の中にいて、近くに携帯電話のアンテナや高圧線などがないなら安全かというと、そうではないことは、先の橋本さんのケースのように家の中にも電磁波発生源が多く、そこから影響を受けていることを紹介しました。橋本さんの場合は、本人も電磁波についてよく調べて知っていましたし、父親をガンで亡くしたことで家族も電磁波の影響をある程度知っていました。そのため「電磁波の影響の可能性がある」と聞いても理解を示してくれました。しかし、菊地さんの場合は、家族が電磁波について全く知らないし、知ろうともしない、つまり周りが理解を示してくれない残念なケースです。

菊地さんは親子三人で暮らしています。夫の勤め先がある都市部からかなり離れた内陸地にあるため、夫は会社勤めで朝早く出掛け、帰りも遅く、家にいる時間があまりありません。家のことは主婦である菊地さんに任せているようで、特にあれこれ言わないようです。菊地さんは家にいて子どもと二人で楽しく暮らしていましたが、ここ二年前からなんとなく、体調が思わしくなくなってきました。これといって体調が悪くなるような原因も考えられません。まだ子どもが小さいので仕事に出ることもできず、主婦として家事をし、ごく普通に暮らしているだけです。しかも、緑に囲まれた住宅地はとても環境もよく、静かで住みやすいところです。

当会に測定の依頼をしてくるケースでよくあるのが、自分の体調が悪くなり、その原因を電磁波にあるのではと考えたケースです。近くに電磁波発生源があり、電磁波の影響を受けていることはよくわかるけど、実際に何かの変化がないと行動を起こさないもので、何にも影響はないけれど、電磁波が気になるので測定してほしいというケースはまだ少ないのです。菊地さんも体調が悪くなるという〝被害〟にあってはじめて電磁波の影響ではないかと考えたそうです。しかし、ここにいたるまで長い道のりがありました。

電磁波の場合は煙や臭いなどと違い、目に見えるものではありません。またある団体のように電磁波を妖しげな妖気のように扱ったりするおかげで、電磁波のことを話題にすると変な人と思われていることが多いのです。

菊地さんはあるとき体調が悪いのは電磁波のせいではないかと考え、夫に相談してみましたが、はじめはまったく取り合ってくれませんでした。当時同居していた両親も電磁波と聞くだけで、嫌な顔をされたそうです。そのため体調不良は心にまで影響し、ノイローゼ気味になったこともあったと言います。菊地さんは辛抱強く夫に話して、少しは理解してくれるようになり、電磁波の影響を数値で示してさらなる理解を求めようと当会に測定を依頼してきました。

携帯電話、ＰＨＳとマンションを囲む二つのアンテナ

菊地さんは郊外のマンションの七階に住んでいて、そこから約一〇〇メートル離れたところに携帯電話のアンテナがありました。またすぐ近くにはＰＨＳのアンテナも見つかりました。どうやらこの二つのアンテナから出る高周波が菊地さんの体調に影響を及ぼしているようです。

まず外からの影響を受けにくい部屋の中心部で電磁波を測ってみました。高周波が〇・一一～〇・二四Ｖ／ｍ、低周波が〇・二三～〇・三一mGです。その部屋の窓際に行き、そこで測定すると低周波は〇・三八～〇・四二mGと少しの増加を示しましたが、一方の高周波は〇・七六～〇・八三Ｖ／ｍと三倍になりました。やはり外の二つのアンテナの影響があるようです。

携帯電話やＰＨＳなどのアンテナは、マンションなど高層住宅の最上階に設置していることがよくあります。そうすると下の階より、上の階の方がアンテナからの電磁波の影響を強く受けることになります。七階にある菊地さんのお宅も、その例に漏れずアンテナがまさに目の前にあり、一番影響を受けやすい部屋だったのです。

「携帯電話のアンテナとは別に防災無線が二〇〇メートル先にあるのだが、その影響はないのでしょうか」と菊地さんは、気にしていましたが、これは電波を受けているだけなので、問題はないと考えられました。これは各家庭にあるテレビのアンテナと同じようなもので、そこから電波は発信はしていないので電磁波は発生していません。ただし、パラボラ型の大規模なアンテナをときおり見かけますが、これは送受信を行っているので、電磁波が発生していると考えられます。

次に菊地さんが多くの時間を過ごすキッチンに行くと、そこには電子レンジと食器洗い器がありました。電子レンジはどの家庭にもある台所用品の一部のようになりましたし、最近では食器洗い器がある家庭も珍しくありませんが、ここの場合は電子レンジの置き方

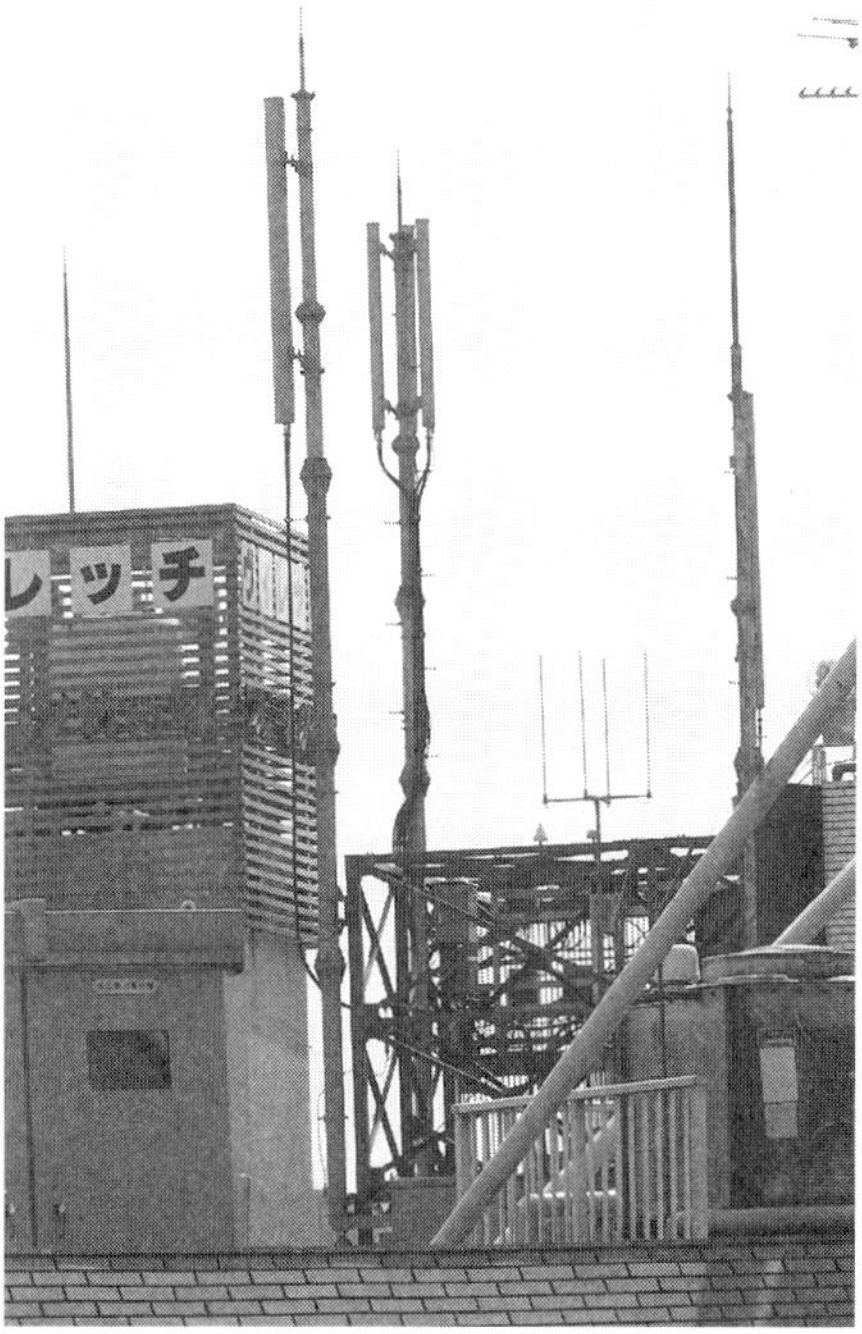

近くのマンションの屋上には携帯電話のアンテナが立っていた。

に問題があるように見えます。食器洗い器は壁に背を向けて置いてありましたが、電子レンジは流し台の右横に棚があり、その上に置かれていました。電子レンジは頭のところと同じ高さになり、電子レンジの脇と、そこで調理をする場合頭がすぐ横になる位置関係でした。その距離は約三〇センチとかなり近い距離といえます。

　電子レンジの正面は電磁波漏洩の防止処置が施されていますが、裏面や側面はそうされていないので、そこからかなりの電磁波が発生することが予想されます。三〇センチ離れたところで電源をオフの状態で低周波が一〇・〇〇mG、オンにすると二三〇～二五〇mGにもなりました。オンの状態では高周波も六・六〇～一〇・〇〇V／mにもなります。測定して判明したのですが、オフの状態でも

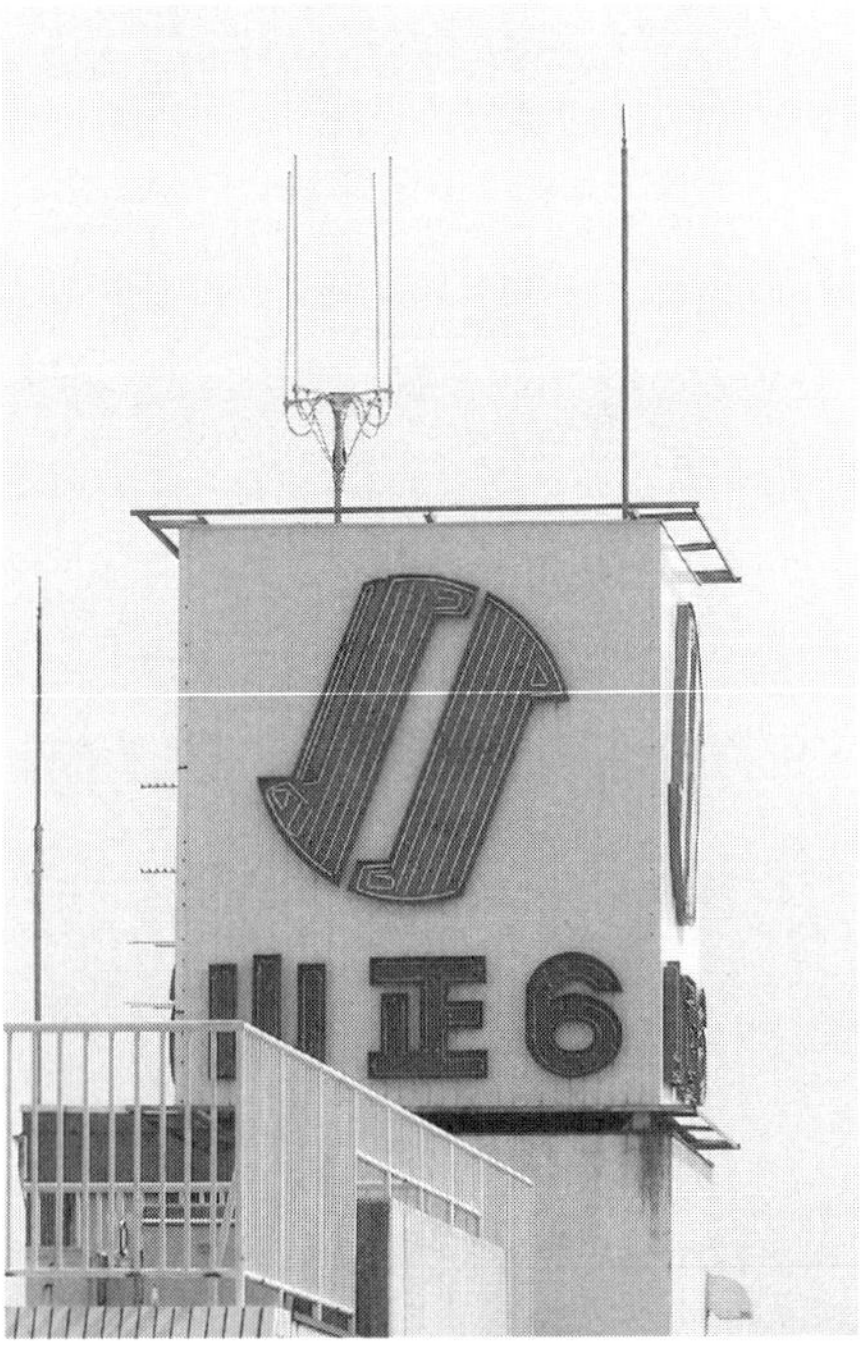

他のマンションにはPHSのアンテナもあった。

低周波が高いことが注目されます。それは本体に組み込まれた液晶やコンピュータの影響ではないだろうかと考え、コンセントから抜いて測定すると〇・三九〜〇・四二mGと他の部屋と同じ値になりました。ちなみに電子レンジの正面から一メートル離れた場合、二・八〇〜三・〇〇mGという結果が得られました。

つまり電子レンジは電磁波の発生が多いので、影響を受けない配置にし、使うときは離れて、そして使わないときはコンセントから抜くようにすれば電磁波の発生を抑えることができるのです。もし可能なら電子レンジは使わないことも考えてみましょう。

次に食器洗い器の電磁波を測定してみると、正面から約三〇センチ離れたところでオフのときも、洗浄中でもあまり変化がなく低周波は〇・六〇〜〇・七〇mG、乾燥中はやや高く

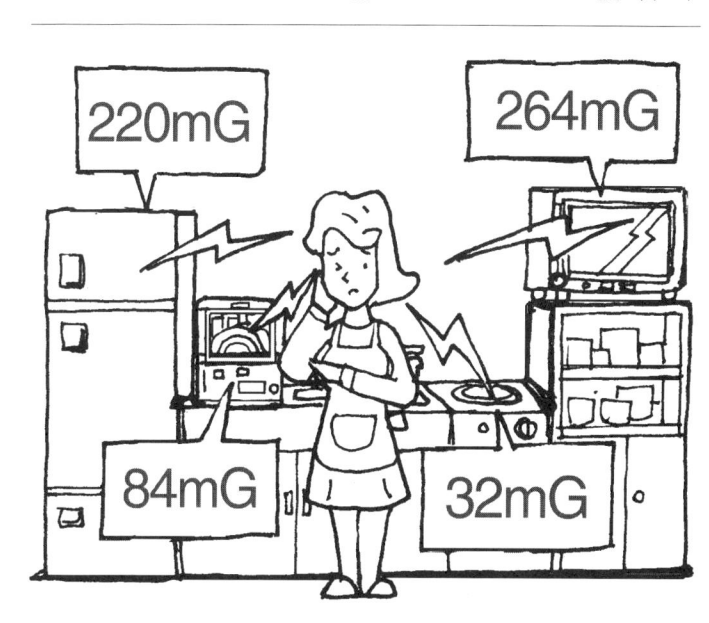

て〇・九〇〜一・三〇mGでした。裏側を測定すると五〇・〇〜八四・〇mGとかなり高い数値を示しました。食器洗い器も電子レンジやテレビなどと同じく裏側は電磁波漏洩防止の処置が取られていないようで、強い電磁波が発生してました。

トイレで意外な発見。温水洗浄便座から電磁波が発生

これまで測定しなかったことで菊地さんのお宅でわかったことがあります。それは温水洗浄便座からの電磁波の発生です。これも最近よく見かけるようになりましたが、すぐに使えることが出来る待機状態で低周波が〇・三一〜〇・三二mG、高周波は二七・七V／mでした。これは外から受ける携帯電話やPHSのアンテナからの高周波を遙かに超える高い数値です。これは待機中にも座ったとき冷たく感じないようにと熱を発するために常時電流が流れていることと、洗浄のための待機電流が流れているからだと考え、コンセントを抜いて測定すると数値は急激に下がりました。温水洗浄便座はあると便利なものかもしれませんが、なくても困らないものではないでしょうか。これに限らず、その電化製品がなくてもよいものは使わないようにする、使わないときはコンセントから抜くというのが電磁波を減らす一つの方法です。

多機能化していく電化製品ですが、菊地さんが使っていたパソコンも多機能パソコンで、テレビを観たり録画したりすることができるものでした。液晶画面から発生する電磁波がパソコンの動作に

よって変わることもわかりました。

　通常のパソコン使用の場合、低周波が二・八mG、高周波が〇・三七V／mでした。コンピュータを使用せずテレビを見ている場合は、低周波が一・一二～一・二〇mG、高周波が〇・一七～〇・二二V／m、パソコンを使いながら小さな画面でテレビを見た場合は、低周波が二・〇〇～二・二〇mG、高周波が〇・二〇～〇・三〇V／m、パソコンに録画したビデオを大きな画面で見た場合は低周波が三・三〇～三・七〇mG、高周波が〇・二七～〇・三二V／mと状況によって変化していくのです。

　この菊地さんのところでも、ACアダプターが多くありましたが、災害時に備えてと小さな携帯用のラジオを使っていました。そのACアダプターからは低周波が四四・七五mGという高い数値を示しました。

　菊地さんはキッチンに電磁波発生源が多いことを

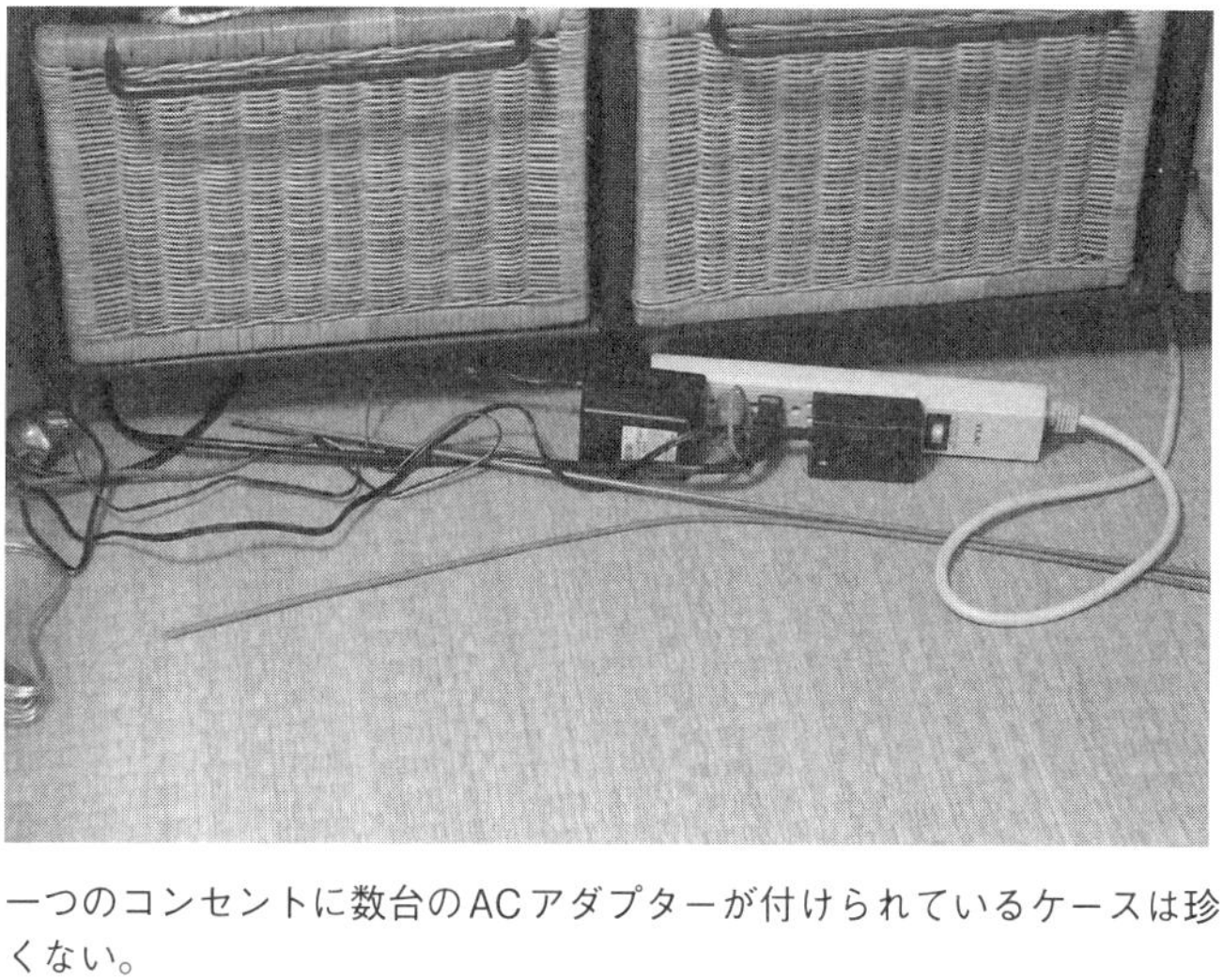

一つのコンセントに数台のACアダプターが付けられているケースは珍しくない。

理解し、その結果を夫に見せたところ、以前に増して理解を示してくれたそうです。外で働いている夫と家にいる妻の間で、電磁波に関する知識や考え方の違いはよくあるケースです。また家族が理解をしてくれないというのも、これもよくあるケースです。菊地さんのようにきちんと測定し、数値を示すことで電磁波の影響がある証拠を示し、周りの家族に理解してもらう方法もあります。同時に電磁波を測定することで、どこに電磁波発生源があるのか、そしてその発生源から離れる、スイッチをこまめに切るなどの対策を立てることも出来ます。対策を取ることで体調がよくなった、電磁波に気を使うことで無駄な電気を使わなくなり、電気代も安くなったという声も聞きます。

身の回りの電磁波の発生源と、その量、そして対策を取るというのが、大切なことです。

電磁波計測　菊池さん宅

計測箇所	低周波	高周波
居室　　通常座位置（中心部）	0.23～0.31mG	0.11～0.24V/m
窓際	0.38～0.42mG	0.76～0.83V/m
キッチン　電子レンジ　右脇30cm　Off　コンセント入	10.00mG	
電子レンジ　右脇30cm　Off　コンセント抜き	0.39～0.42mG	
電子レンジ　右脇30cm　On	230～250mG	6.60～10.00V/m
電子レンジ　正面　1m　On	2.80～3.00mG	
キッチン　食洗機（TOSHIBA/DWS-55X5）OFF正面30cm	0.60～0.70mG	
食洗機　ON正面30cm　排水状態	0.60～0.70mG	
食洗機　ON正面30cm　乾燥中	0.90～1.30mG	
食洗機　ON　乾燥中　裏側	50.0～84.0mG	
洗面所　トイレ　ウォシュレット	0.31～0.32mG	27.7V/m
パソコン液晶ディスプレイ　直前　コンピュータ使用時	2.8mG	0.37V/m
〃　〃　TV全画面	1.12～1.20mG	0.17～0.22V/m
〃　〃　TV小画面　PCアイコン画面	2.00～2.20mG	0.20～0.30V/m
〃　〃　TV小画面　PCゲーム画面	3.30～3.70mG	0.25～0.31V/m
〃　〃　ビデオ小画面　PCアイコン画面	1.90～2.20mG	0.28～0.36V/m
〃　〃　ビデオ全画面	3.30～3.70mG	0.27～0.32V/m
ACアダプター　直近　携帯ラジオ用	44.75mG	

4 携帯電話のアンテナが立つマンションに住む
——佐川さんの場合

電磁波に関する問題でよく話題になるのが「携帯電話の基地局やアンテナ、またＰＨＳのアンテナから発生する電磁波は大丈夫でしょうか」ということです。一九九四年頃から使われはじめた携帯電話は、二〇〇〇年を超えた頃から爆発的に普及し始めました。それに伴い携帯電話基地局がどんどん建てられていきました。携帯電話だけでなく、家庭のコードレスホンの延長線ともいえるＰＨＳが開発され、携帯電話同様、ＰＨＳアンテナが増え始めました。

携帯電話基地局については多くのトラブルが起こっています。周辺住民に十分な説明をせずに突然建ってしまった。住民は強く反対したのだが無理矢理工事を始めた。ＰＨＳに関しては設備が小さいため、誰にも知らせずにそっと設置されていた、など携帯電話会社の横暴が目に付きます。携帯電話の基地局やＰＨＳアンテナは、実はあなたのすぐ近くに、そしてどこにでもあるのです。佐川さんはその携帯電話基地局とＰＨＳアンテナの両方に悩まされていました。

佐川さんは市街地にある高層マンションの七階に住んでいました。仕事に行くのに便利だということで、住む場所を郊外より都市の中心部を選んだそうです。都市部へのアクセスもいいのですが、私鉄の駅から少し離れていることもあり、住み始めた頃は、自分の住んでいるマンション以外にはわずかしか高い建物がなく、とても眺めがよい快適な部屋でした。ところが五年ほど前から急に自分の住むマンションの周りの様子が変わりだしたのです。

まず自分の住む周囲に高層マンションが次々と建ち始めました。目の前の景色が変わり、それまで見えていた遠くの山などが見えなくなったのです。朝起きて遠くの山々を眺めるのを日課にし、そして楽しみにしていたのにと残念に思ったそうです。

目の前の風景が変わっていくのは仕方がないとして、佐川さんはこの頃から体の不調を感じるようになりました。仕事も忙しいし、年齢のせいかなと楽観的に考えていました。しかし、しっかり休んでも疲れが取れない、体がチクチクするなど疲れとは違う状態になってきました。

病院に行っても疲れてるのでしょうといわれ、自分はどうなってしまうのだろうと悩んでいました。周りに高層マンションが建ち始めてから、あまり外の風景をじっくり見る機会もなかったのですが、久しぶりに周りを眺めると、なにやら周囲のマンションの屋上に棒状のアンテナを数カ所見つけ、それが携帯電話のアンテナであることを知りました。正確には半径二〇〇メートルの周囲に携帯電話のアンテナが二カ所、ＰＨＳのアンテナが一カ所あることが判明、そして佐川さんはそこから高周波の電磁波が出ていることを知ったのです。自分の体調不良はこれが原因かもしれない、これらのアンテナからはどれくらいの電磁波が発生しているのだろうと考え、電磁波についていろいろと調べてみました。そして本格的に測定してみようと考えたのだそうです。

佐川さんの住むマンションを訪ねて最上階の七階に上がり、部屋から周りを見ると二〇〇メートル先のマンションの屋上に携帯電話のアンテナとＰＨＳのアンテナが見えます。そして別方向にも携帯電話のアンテナがありました。部屋の中心で高周波が〇・五三～〇・六Ｖ／ｍで、金属製の雨戸を閉めると、この値は半減しました。低周波は〇・七～一・三㎎とそれほどでもありません。別の部屋で高周波を測ると玄関の脇にある部屋は〇・二四Ｖ／ｍ。部屋によって値の差はありますが、一番低いのがこの玄関脇の部屋でした。総じてこのマンションの部屋はどこも高周波が高いことが分かりました。

実は、このマンションにもつい最近、携帯電話のアンテナが建てられたそうです。ここの場合も他の例に漏れず突然に設置工事が始まり、一部の住民しか知らされなかったようです。佐川さんは電磁波の危険を危惧し、反対しようとしましたが、他のマンション住民の賛成を得ることができなかったということです。佐川さんはなすすべもなく携帯電話アンテナの工事を見ていたそうです。そのどさくさに紛れてとでもいうように、ＰＨＳのアンテナも設置されてしまいました。携帯電話のアンテナは佐川さんの住む部屋のすぐ上に設置されたのです。われわれは許可を得て屋上に上がり電磁波を測定しました。

当日は屋上の携帯電話アンテナとＰＨＳのアンテナの電磁波を測定すると事前に管理組合に申し出ていたので、行政の環境保全局の担当者もその場に同席していました。ＰＨＳのアンテナからは一・四五Ｖ／ｍの高周波が測定されましたが、一方の携帯電話アンテナは測定器が反応しません。いくら弱い電波でも少しは感知するのですが、反応しないというのは、この日に限って電波を出していないということも考えられます。なにしろ、この日、電磁波を測定することが事前にわかっているのですから。

携帯電話やＰＨＳのアンテナを設置する場合、そこに関わる電源を供給する装置が必要となり、アンテナと共に設置されるのが通常です。マンションの屋上にその装置を置く場合と、一階の空いたスペースに置く場合があります。この電源装置は巨大でマンションの屋上に設置するには、無理があるように思えます、というのも大きさや重さなどが屋上のコンクリートの強度に耐えられるか心配になるくらいなものだからです。マンションの屋上には、そんな巨大なものを載せる設計はされていないはずですから、電源装置の真下の部屋の人は、とても心配になります。それも一時的なものではなく、一度設置されるとずっとそこにあるので、屋上のコンクリートの劣化に伴い、崩壊・落下の危険は年を経る毎に高まってきます。本来ならそこからは電源による低周波が発生しているのですが、この日は運転されていないようなので、測定することができませんでした。

つまりこの電源装置の直下に住む人は階上から、二四時間低周波の電磁波を浴び続けることになるのです。佐川さんは外からの高周波、すぐ真上からの低周波の二重の苦しみを味わうことになってしまったのです。

参考までに別のところにある、一階に設置された電源装置を計測してみると、フェンスで張り巡らされて本体から一メートル離れたところで低周波が一・五八mG前後、高周波が〇・一～〇・七V／mという数値でした。

廊下で発見した強い電磁波発生源、CATVのブースター

一度部屋に戻り、屋外から影響が考えられる高周波だけでなく、室内の低周波を測ることにしました。各部屋の低周波は〇・二～〇・三mGでしたが、廊下側の部屋が〇・六～〇・八mGと比較的高い数値でした。廊下に出るとその反対側の側面に、CATVのブースターが内蔵されたボックスを発見しました。ここから低周波が発生しているようです。

本体を直接測ると二一二mGという高い数

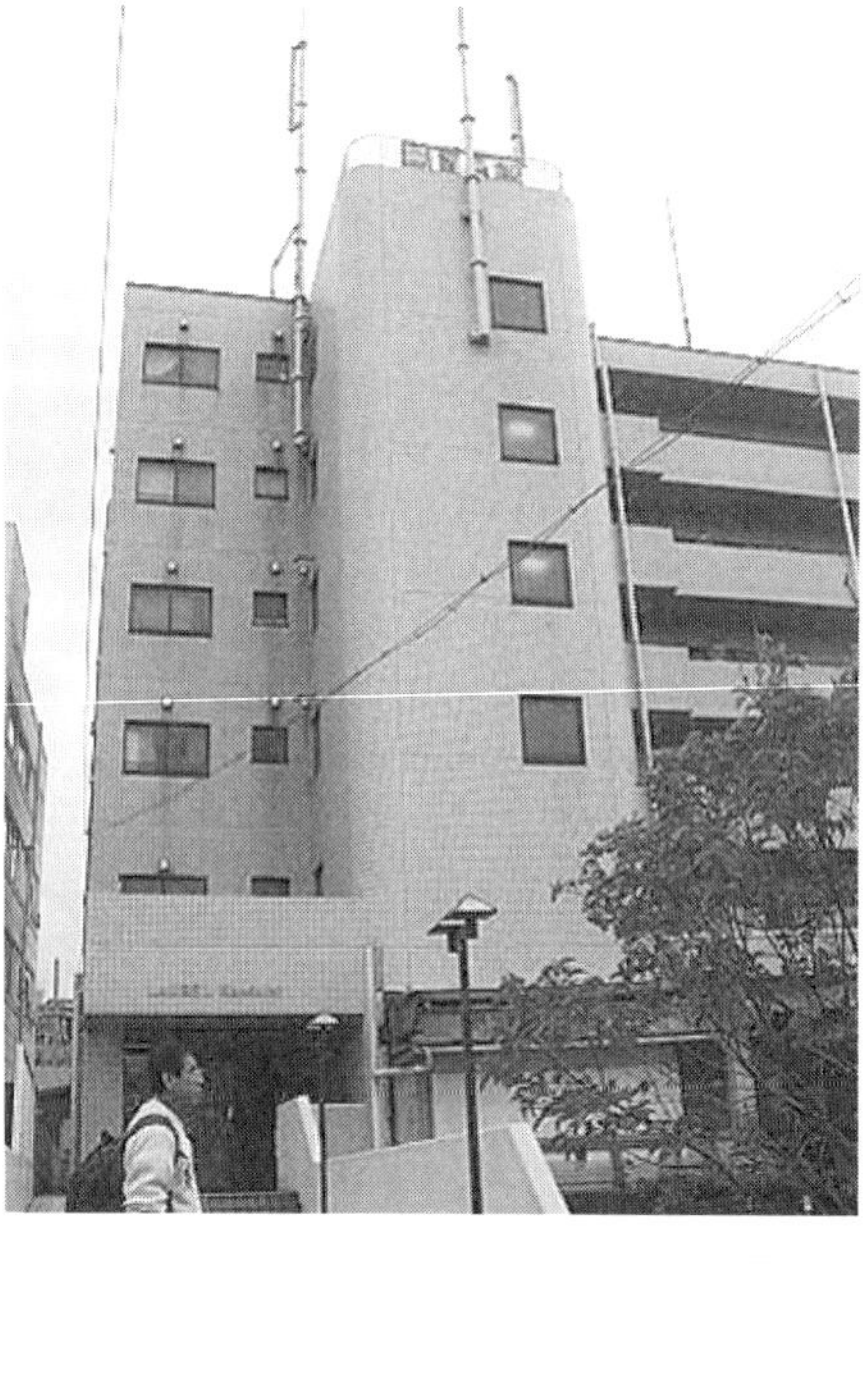

屋上に携帯電話のアンテナが立っていた。

値でしたが、蓋を閉めると七・〇八～一〇・六五mGとかなり低下します。しかしその周辺は、それだけの低周波を発生していることになります。その影響を調べるために階段室の低周波を測ると一一・四〇～一四・三二mGという数値を測定しました。家の中の低周波はこの日は電源装置からの影響がなかったため低かったのですが、外は低周波も高く、高周波も高いことが判明しました。

実は佐川さんは、こんな環境では自分の体調がもっと悪くなると考え、引っ越しを決めていました。その引っ越し先もその日に計測しましたが、高周波、低周波とも高い数値は現れませんでした。というのも佐川さんが自分で気持ちいいところを体で感じて選んだそうです。

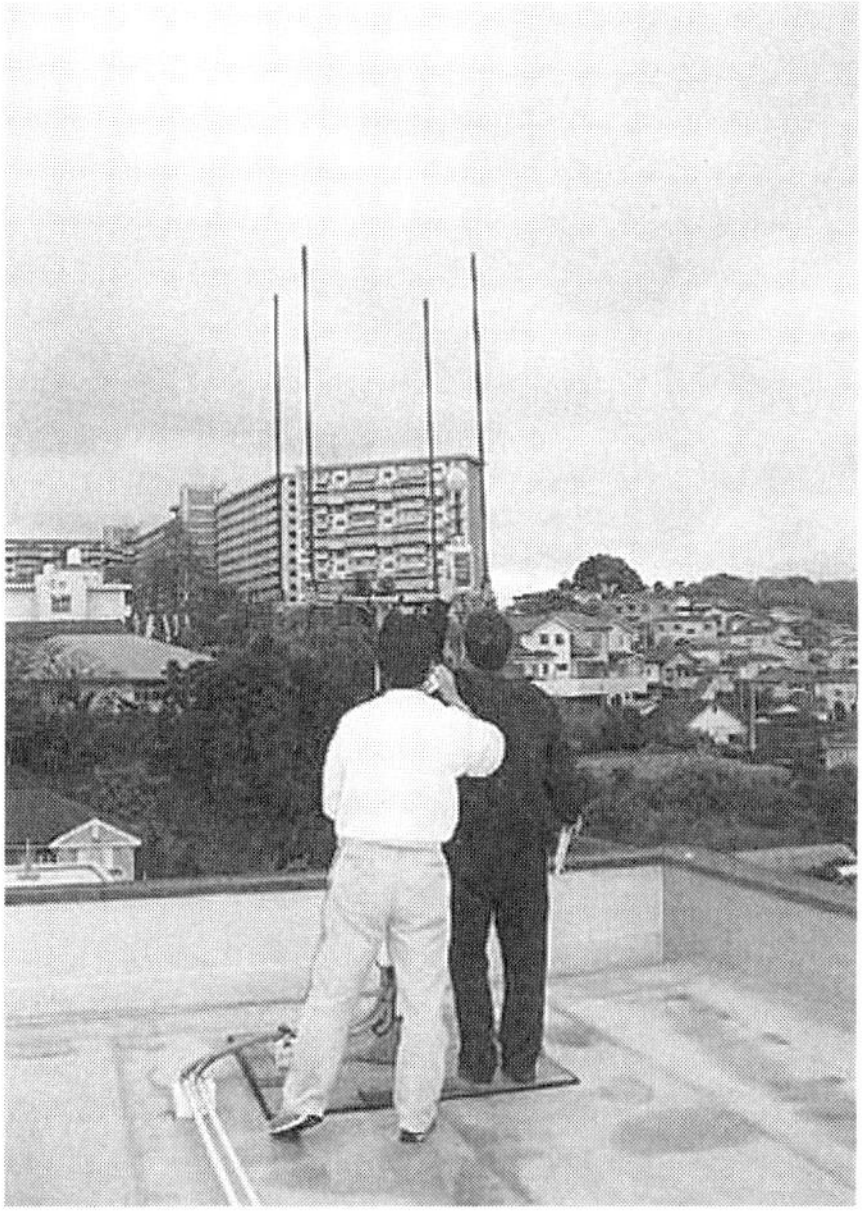

同じマンションの別のところにはPHSのアンテナも。

しかしながらこの地も、いつまで快適に暮らせるかわからず、それが不安で周りに携帯電話のアンテナが立つと、「また引っ越さないといけないのかなぁ」とこぼしていました。

佐川さんは賃貸でマンションの部屋を借りていましたが、もし分譲でマンションを購入し、その後周りの環境が劇的に変化したらどうなるのでしょうか。長い長いローンを組んで手に入れたマイホーム。しかしそこは安らぎの地ではなくなってしまうというのでは、あまりに残酷です。逃げたくてもその場を逃げることが出来ない。そういう人も多くいます。

社会の変化により、ある意味犠牲となった佐川さんは、実は特別な人ではないのです。また別の言い方をすれば、電磁波に敏

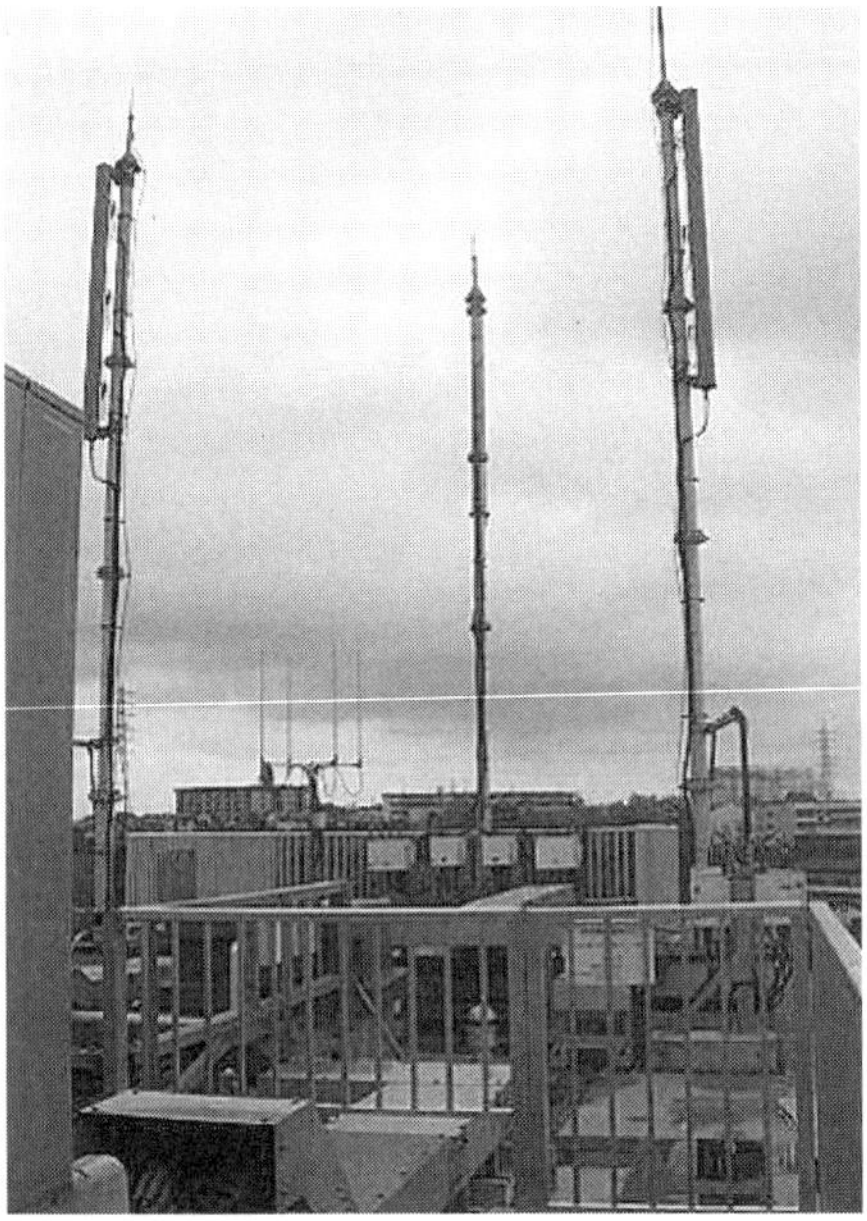

屋上の携帯電話のアンテナのすぐ近くに行ってみた。左奥にPHSアンテナが見える。

感になった分、早くその危険から逃げることができたラッキーな人といえるかもしれません。

佐川さんの新しい住まいは、今住んでいるマンションの最寄りの駅から都心とは反対の郊外に行く電車に乗って約二〇分のところです。駅からもかなり歩き、駅前の喧噪がまったく感じられないところでした。空き地や畑があり、東京から近い大きな都市の街とは思えないのどかさです。「多少の不便は仕方ないですよ。それより体の方が大切ですからね」とにこやかに話してくれ、さっきまでマンションで見せた厳しい表情は薄らいでいました。歩きながら、「駅まで遠いけど歩くことも体にいいですからね」と不便を前向きにとらえ、生活を楽しもうとする佐川さんの姿をそこにみました。

仕事柄、携帯電話は手放せないという佐川さんでしたが、一連の出来事以来、携帯電話は必要な時以外は使わないように徹底したそうです。新しく住む

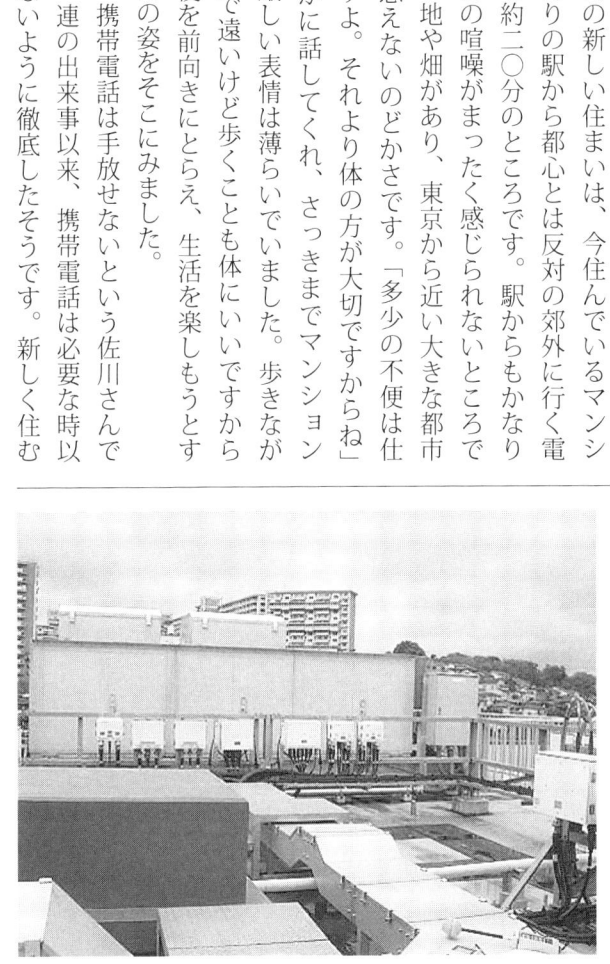

これが携帯電話のアンテナの電源装置。かなりの大きさがある。

ところはあまり電波状態がよくないようで、「ここで携帯電話を使うとよく切れるんですよ」と笑いながら話してくれました。「そういう場合は、家の固定電話にかかってくるか、自分で家の固定電話からかければいいんですよね、携帯電話が繋がらなくても困りませんよ」と話し、佐川さんは携帯電話はあまり使いたくないことを強調していました。

スタッフが試しに携帯電話を使うと確かに、会話中に電波が弱いことを知らせるアラームが鳴り、途中で切れてしまいました。しかしながら、いつか携帯電話の大きなアンテナが建てられるのではと心配にもなります。

今や日本では人の住んでいないところにいくか、山奥に行く以外、携帯電話のかからないところはありません。山間部でさえ携帯電話は通じるようになっています。佐川さんの選んだ地も、通話品質向上という名目でアンテナが立つのは時間の問題でしょう。

しかし佐川さんが取った行動で見習うべきことがあります。以前は便利を最優先にしてきましたが、生活の方法を変えたことです。携帯電話をあまり使わなくなったことがそうです。生活の中で電磁波が気になるなら、まず身の回りの電磁波を減らすことを第一に考えてみましょう。

電磁波計測　佐川さん宅

計測箇所	低周波	高周波
10F室内	1.8～ 4.5mG	0.2～ 0.35V/m
10F廊下	0.5mG	0.28V/m
廊下ケーブルテレビＢＯＸ内	40.15～ 41.25mG	
廊下ケーブルテレビＢＯＸ外（蓋を閉めた状態）	7.08～ 10.65mG	
CATVブースター日本アンテナNDA-770D表面最大	60mG	
BSブースター八木アンテナBS-B40C表面最大	212mG	
階段室	11.40～ 14.32mG	
屋上中央	4.40～ 5.12mG	1.45V/m
屋上PHSアンテナ	3V/m	
屋上携帯アンテナ	不感	
和室	0.10～ 0.18mG	0.05～ 0.08　V/m
居間　食堂テーブル中央　白熱灯のみ点灯	0.21～ 0.25mG	0.13～ 0.21V/m
居間　食堂テーブル中央　白熱灯及び蛍光灯点灯	0.21～ 0.25mG	0.31～ 0.33V/m
居間　蛍光灯下（床から1.5m）	0.30～ 0.40mG	2.90～ 3.00V/m
居間　蛍光灯直下（蛍光灯から30cm下）	1.20mG	44.00V/m

5　同じ間取りでも価格が違うのはなぜ？——松下さんの場合

家やマンションを購入するときに重視する項目は何でしょうか？　価格はもちろん、間取り、駅や商店などは近いかなどの利便性、そして自然があるか、騒音はないかなどの住環境も大切です。

ここに二棟のマンションが並んで建てられています。周りの環境はほぼ同じで、利便性も変わりません。さらに間取りまで同じなのですが、なぜか一方の棟の方がどの部屋も価格が安いのです。しかし安い棟には、すぐ近くに送電線が通っていました。電磁波についてのある程度の知識があれば、安いからといってそちらを買うことはないでしょうが、もし電磁波について全く知らなければそちらを購入してしまうでしょう。

しかし年を経る毎に何らかの症状が現れ、気が付いたときはもう取り返しがつかない事態になっているという可能性もあります。松下さんは、今の家からこのマンションへの引っ越しを考えているのですか、安い方を選ぶか、高くても送電線から離れた方にしようか、電磁波の影響はどの程度なのだろうかと気になり、測定を依頼されてきました。

購入を考えているマンションの一方には、見事に建物に平行して送電線が通っています。マンションもかなり高さがあるので、送電線から一番近い部屋では三〇メートルくらいしか離れていません。よくこんなところにマンションを、それもきっちり送電線に平行に建てるものだと思えました。建てた方も送電線からの電磁波の影響について知らないはずはありません。もし購入を考えている人で、送電線について大丈夫なのかという問い合わせがあっても、〝国の規準以下だから心配ない〟と答えているでしょう。事実、松下さんがこのマンションの安い方、つまり送電線に近い方の購入を検討し、送電線について聞いたところ、〝特に問題ない〟と言われたそうです。

国の規準を守っているから大丈夫という言葉は、今ではとても信じられない言葉になっている気がします。薬害エイズ、ダイオキシン問題、そしてアスベスト公害、これらは国の規準を守り、国に従った結果、引き起こされた被害です。これらの問題は事がここまで大きくなる前に危険を訴えていた人は多くいました。しかしそれを無視して突き進んだ結果、不幸な結果になってしまったのです。松下さんも、電磁波の心配はあっても国の規準以下だから大丈夫だろうと考えていましたが、電磁波について調べるうちに「送電線から二〇メートルで小児白血病が三・八倍」という記事を見つけ心配になったそうです。

まず送電線の影響がない駅前で低周波を測ると〇・六〜〇・七mGでした。少し歩くと送電線が見え、その下に歩道があります。送電線の下の歩道で五・〇〜五・二mG、場所によっては六・三〜六・四mGを測定しました。

実際に現場のマンションに行き、数カ所の測定をしてみました。送電線に近いマンションの前の道では三・八～四・〇mG、場所により四・九～五・二mGを測定したところもありました。前を通る道でこれらの数値が測定されたので、もっと近い建物はどうなのか、本当は部屋の中に入って測定したかったのですが、許可されることはないので、部屋の前で測定をしました。いろいろと場所を変えて測定しましたが、六・〇～六・九mGの低周波を測定したのが最低で、一番高いところで六・九～七・二mGが測定されました。

次に同じ間取りの同じ外見で送電線から離れた方のマンションでは高いところで〇・八～一・五mG、低いところでは〇・七三～〇・八一mGという結果でした。この二つの

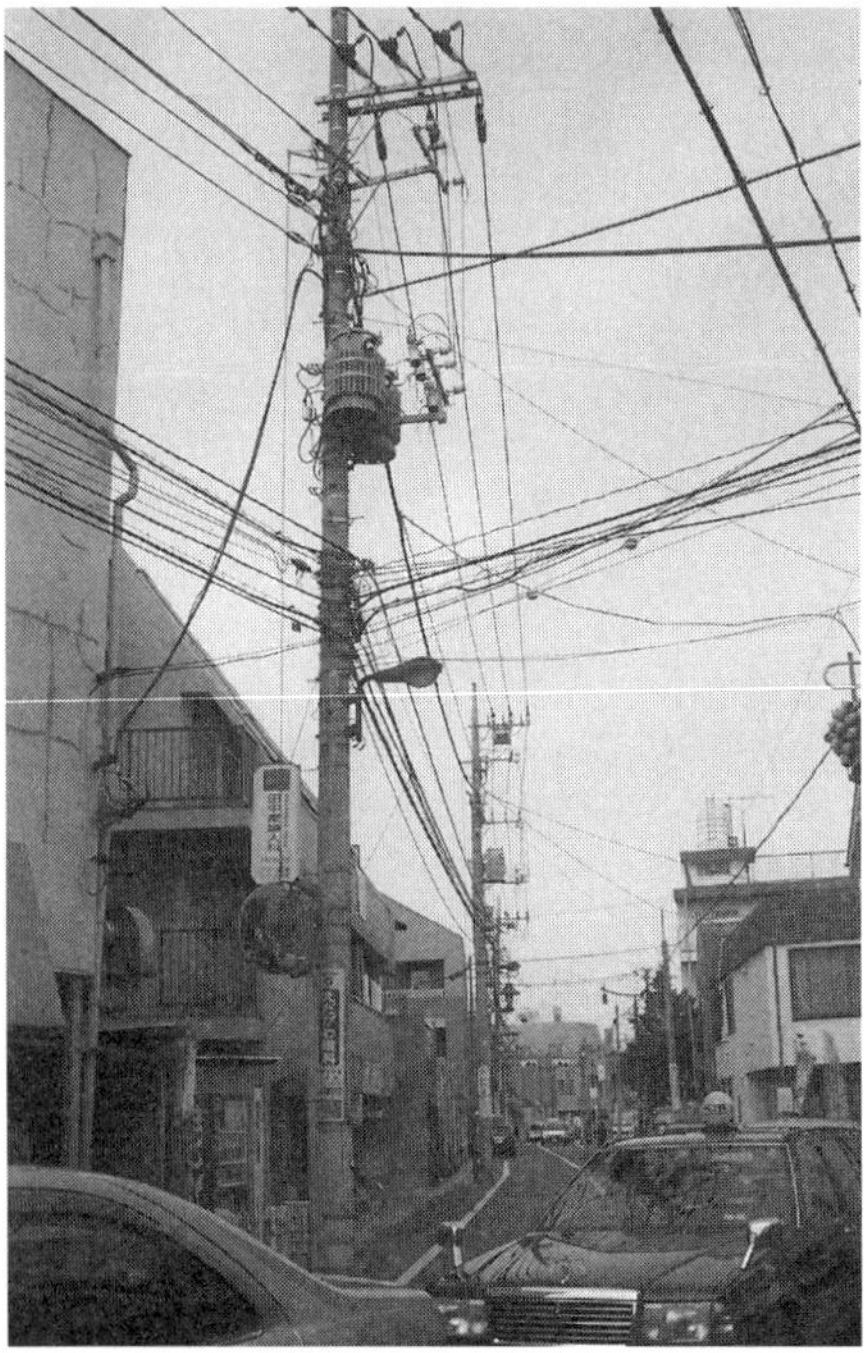

街の中を配電線が行き交う風景。これも日本の風景の一つの特徴か？

マンションが受ける低周波の電磁波には約一〇倍の差があったのです。一〇倍の差があると一〇倍の影響があるわけではありませんが、送電線から近いマンションの方が強い影響を受けるのは間違いありません。この結果を見て、われわれが電磁波を受ける影響などを説明すると、杉下さんは「安いのには理由があることがよくわかった、あわてて購入しなくてよかった」と胸をなで下ろしていました。

分譲マンションは一度購入してしまうと、簡単に引っ越しをするということができないので、利便性も大事ですが、それより周りの環境をよく調べてから購入するべきでしょう。

また国の規準以下だからという言葉をそのまま信じないで、自分で調べ考えることが必要だといえます。

家のすぐ前を走る配電線

松下さんは、測定した結果を見て日常にもたくさんの電磁波を浴びていることがわかり、「あの電化製品が大丈夫ですか、あの場所はどうですか」といろいろ質問をし始めました。その中で自宅の前に電信柱があり、その電線が近くを通っているという話がありました。松下さんは大きな鉄塔や送電線は危ないけど電柱や配電線は問題ないと考えていたそうです。配電線も距離が離れていれば問題ありませんが、松下さんの家の四階のルーフバルコニーのすぐ近くを通っているようです。そこでわれわれわれは松下さんの現在の住まいを測定することにしました。

松下さんのお宅に伺うと、確かに六六〇〇Ｖの配電線がルーフバルコニーをなめるように通っています。幸い部屋のすぐそばを通っているところはないようです。

われわれはまず最初にルーフバルコニーの中央にあるテーブルのところで測定をしました。配電線から約五メートルくらいの距離があり、低周波は一・四～一・八mGでした。配電線に近づきフェンス越しに測定すると五・一～五・二mGとやや高くなります。室内に移り配電線に一番近い窓際で三・七～四・二mG、室内の中央だと一・五～一・七mGでした。現時点では窓際、つまり配電線に近いところにベッドの頭部があり、ベッドを配電線から離れて置くようにすれば電磁波の影響も少なくてすむと考えられるので、早速、明日にでも模様替えをするということでした。

松下さんのお宅ではこのルーフバルコニーだけでなく、他にも測定することにし、電磁波発生源について説明しました。テレビや冷蔵庫、電子レンジは裏側から強い電磁波を出していること、ＡＣアダプターも強い低周波を発生していること、蛍光灯は低周波が出ていることなどです。試しに蛍光灯をすぐ真下で測定すると一・九～二・〇mG、三〇センチ離れたら一・二mGという低周波が測定されました。

次に高周波を測定すると、蛍光灯の真下で二三〇～二七〇Ｖ／ｍ、三〇センチ離れても四八・〇～七〇・〇Ｖ／ｍという高い値を示しました。蛍光灯の真下、二七〇Ｖ／ｍは電力密度で表すと一万九三三六・八七μW／㎠というとんでもない値になり、三〇センチ離れた場合の七〇・〇Ｖ／ｍでも一二九九・七三μW／㎠という高い値です。蛍光灯＝強い低周波といわれていたので、間違いではないかと何度か測定しましたが、いずれも先に示した数値とあまり変わりませんでした。値の高さの理由はインバーター式の蛍光灯であるためとわかりました。インバーター方式の蛍光灯は電気の効率を高めるため、一度低周波の電気を高周波の交流に変換しています。それにより強い高周波が発生するのです。省電力の蛍光灯として販売されているものはほとんどインバーター式のもので、電球にもインバーター式があります。いずれのものも強い高周波が発生しています。

家庭用電化製品は五〇／六〇Hzの電流を使っているので、基本的には低周波を発生していますが、現在では先のインバーターのように予測できない状態になっています。液晶ディスプレイもそうです。松下さんは薄くて明るく見やすいということで液晶テレビに買い換えたそうです。液晶テレビの直前を測ると〇・一五〜〇・四五Ｖ／ｍの高周波が測定されました。距離を置いて見る分には問題ないようです。裏側からは一五・〇〜二四・〇Ｖ／ｍと一〇倍以上の値が測定されました。持ち運びできる液晶テレビでしたが、仮に移動して見る場合はテレビの後ろには人がいないようにしたほうがいいでしょう。またコンピュータのディスプレイも液晶で、この機種は裏側でも一・三〜一・四Ｖ／ｍと先のものより小さい値を示しました。液晶のディスプレイはバックライトにより画面を明るくしているので強い高周波は発生しているのです。

この家も他のところ同様テーブルタップにＡＣアダプターがいくつか繋がっていました。低周波を測定すると一四八・〇〜二〇〇・〇mGという高い数値でした。またこの周辺は温かく熱を持っていたのも他の家と同じです。ACアダプターのたこ足配線は電磁波の発生も問題ですが、かなりの熱を発するので火災の危険性もあり、ACアダプターのたこ足配線状態は避けるべきです。特にテーブルタップが奥まったところであると、そこにほこりがたまり危険性はより高くなります。

松下さんに、電磁波について家庭用の電化製品や送電線、配電線などから発生する低周波と、携帯電話やPHS、そしてそれらの基地局からの高周波とがあることについて説明すると、電磁波は一つでないのですかと驚かれたようです。広い意味で言えば光も放射能も電磁波の一種です。電磁波は有害なもの、だからすべてなくしてしまえばいいとなると今の生活を否定することになります。

松下さんは新しくマンションを購入することで電磁波について情報を得ることが出来ました。「電磁波はいろんなところから出ているのですね」という言

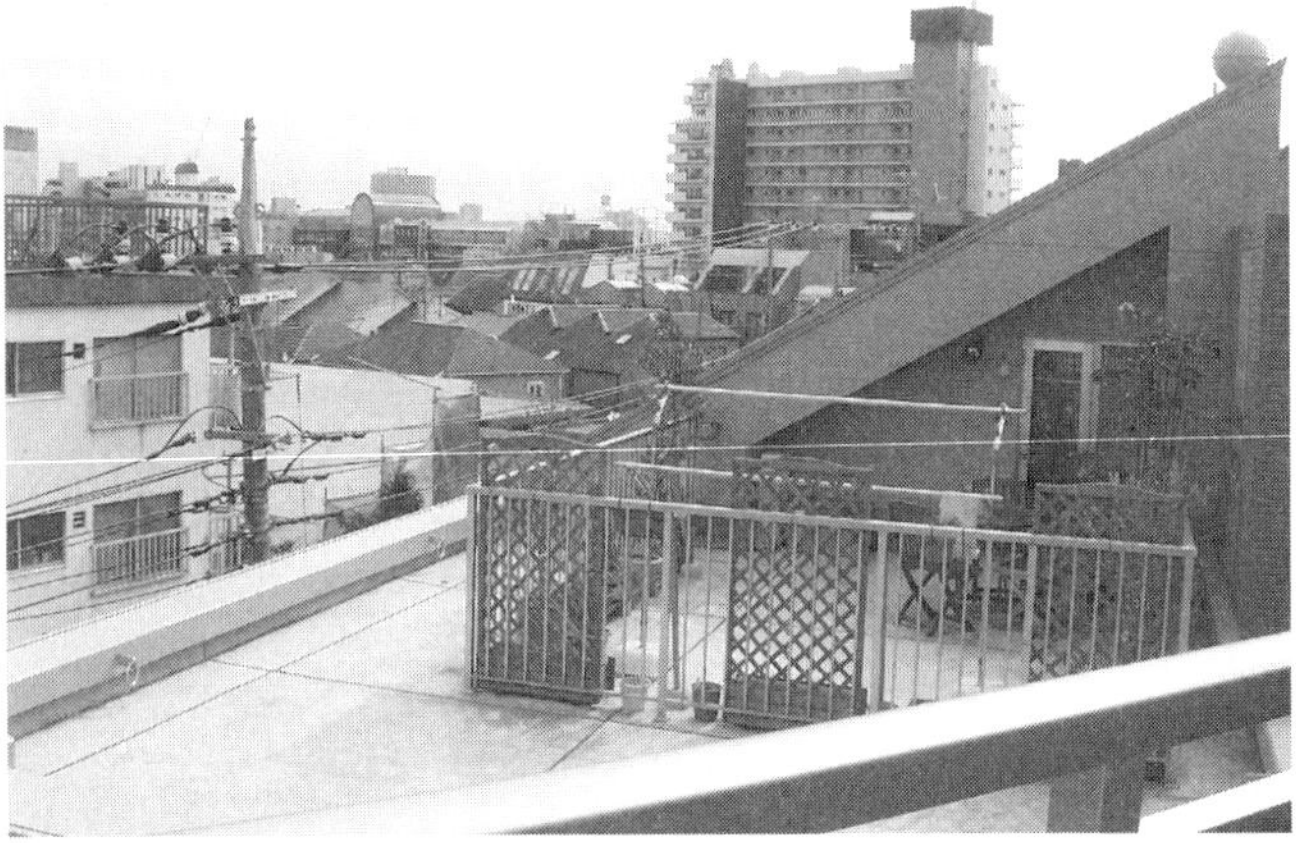

ルーフバルコニーのすぐ先に配電線が見える。

葉を聞き、確かにその通りであるとわれわれも思いました。電磁波、いや電気があることで利益（ベネフィット）も得ているのは事実です。しかしその反面危険（リスク）もあるのです。われわれは測定を依頼された人に、どこに電磁波発生源があり、それらとどうつきあうか、どれくらいの距離を置けばいいのか、使わないときは電源を落とせばいいのかなど、対処の方法を説明しています。知らないより知ることで対策はいろいろと立てられるのです。まずは電磁波について知ることです。

電磁波＝危険と決めつけないで、いかに賢くつきあうかが大切であると考えられます。

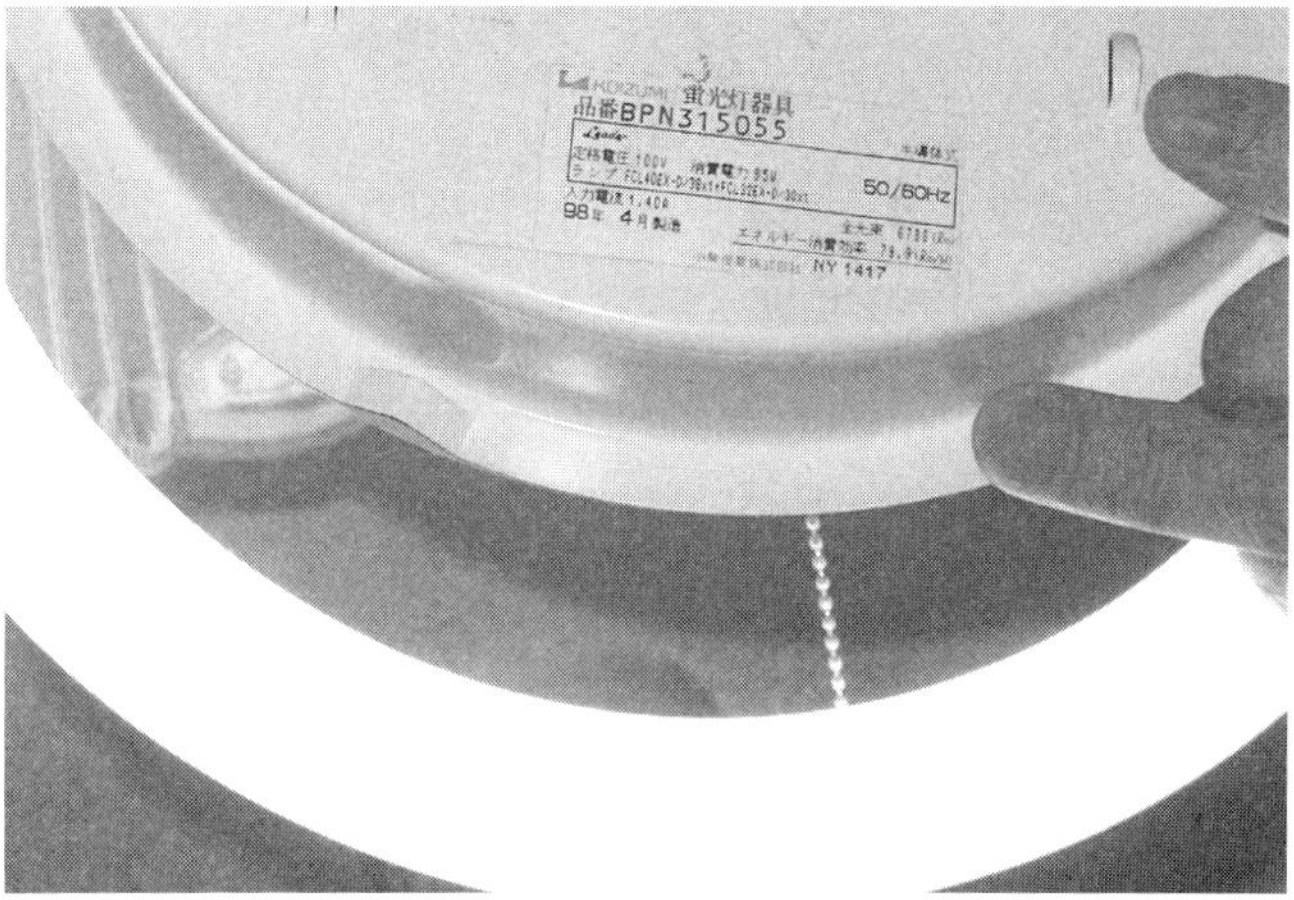

インバーター式の蛍光灯は、強い高周波を発生していた。

電磁波計測　松下さん宅

計測箇所	低周波	高周波
駅前広場中央	0.6～0.7mG	
駅からの歩道（送電線下）	5.0～5.2mG	
駅からの歩道（送電線下・向かい側の歩道）	6.3～6.4mG	
マンションA棟　送電線下部	4.9～5.2mG	
マンションA棟中央	6.0～6.9mG	
マンションA棟東側	6.9～7.2mG	
マンションA棟B棟との境付近	0.8～0.9mG	
マンションB棟西角	0.73～0.81mG	
マンションB棟南側	0.8～1.5mG	
ルーフバルコニー　テーブル中央	1.40～1.80mG	
ルーフバルコニー　西側	5.10～5.20mG	
室内		3.70～4.20mG
室内（中央）	1.50～1.70mG	
居間　蛍光灯30cm下	1.20mG	48.0～70.0V/m
居間　蛍光灯機器　直	1.90～2.00mG	230～270V/m
書斎　パソコン液晶画面　裏面	2.10～2.50mG	1.30～1.40V/m
書斎　液晶テレビ画面　直前	0.15～0.45V/m	
書斎　液晶テレビ画面　裏面	15.0～24.0V/m	

第五章　電磁波の問題

Chapter 5

1　電磁波が引き起こす、さまざまな問題

電磁波の引き起こす問題には大きく分けて二つあります。その一つが電子機器などに誤作動を起こす電磁干渉《でんじかんしょう》で、もうひとつが人体への影響です。まず電磁干渉について紹介します。

電磁干渉は電化製品本体やケーブル、また電子機器から漏れる電磁波により、他の電子機器に誤作動を与える現象です。テレビやパソコンの近くにラジオを置くと雑音が出ることがよくありますが、これは電磁干渉の一例です。このようなアナログな電気信号の場合は、電磁波発生源を遠ざけることによって電磁干渉を防ぐ、あるいは軽減することができますが、デジタルの場合は予測できない障害が発生することがあります。また発生する確率も低く、偶発的に起こるので、今回は電磁干渉が起こらなかったから次回も大丈夫ということではないのです。

電磁干渉についてよく聞かれるのが、心臓ペースメーカーなど医療用機器への影響です。一九九五年岡山市内の病院で、使用中の点滴ポンプが急停止した事故が起きました。このとき、同室で携帯電話を使用している時に、停止した可能性が高いことから、携帯電話の電磁干渉が原因ではないかと

考えられました。その時は、看護婦が警報を聞きつけ、再起動させたため大事にはいたらなかったのですが、同様の事故が、それと前後して相次いで起こったのです。

このような医療機器への電磁干渉はパーソナル・コンピュータや携帯電話が普及し始めた一九九〇年代はじめから懸念されはじめ、ついに一九九五年にはアメリカ連邦食品医薬品局（ＦＤＡ）が携帯電話の医用電気機器への電磁干渉についての報告をしました。そして同年カナダでも、カナダ健康保護局から心臓専門医や診療所へ、携帯電話使用に関しての勧告が行われました。こうした海外の動きに合わせて、一九九六年、日本では厚生省（当時）が「医療用具安全情報」として注意を促したのです。

一九九七年には不要電波問題対策協議会が

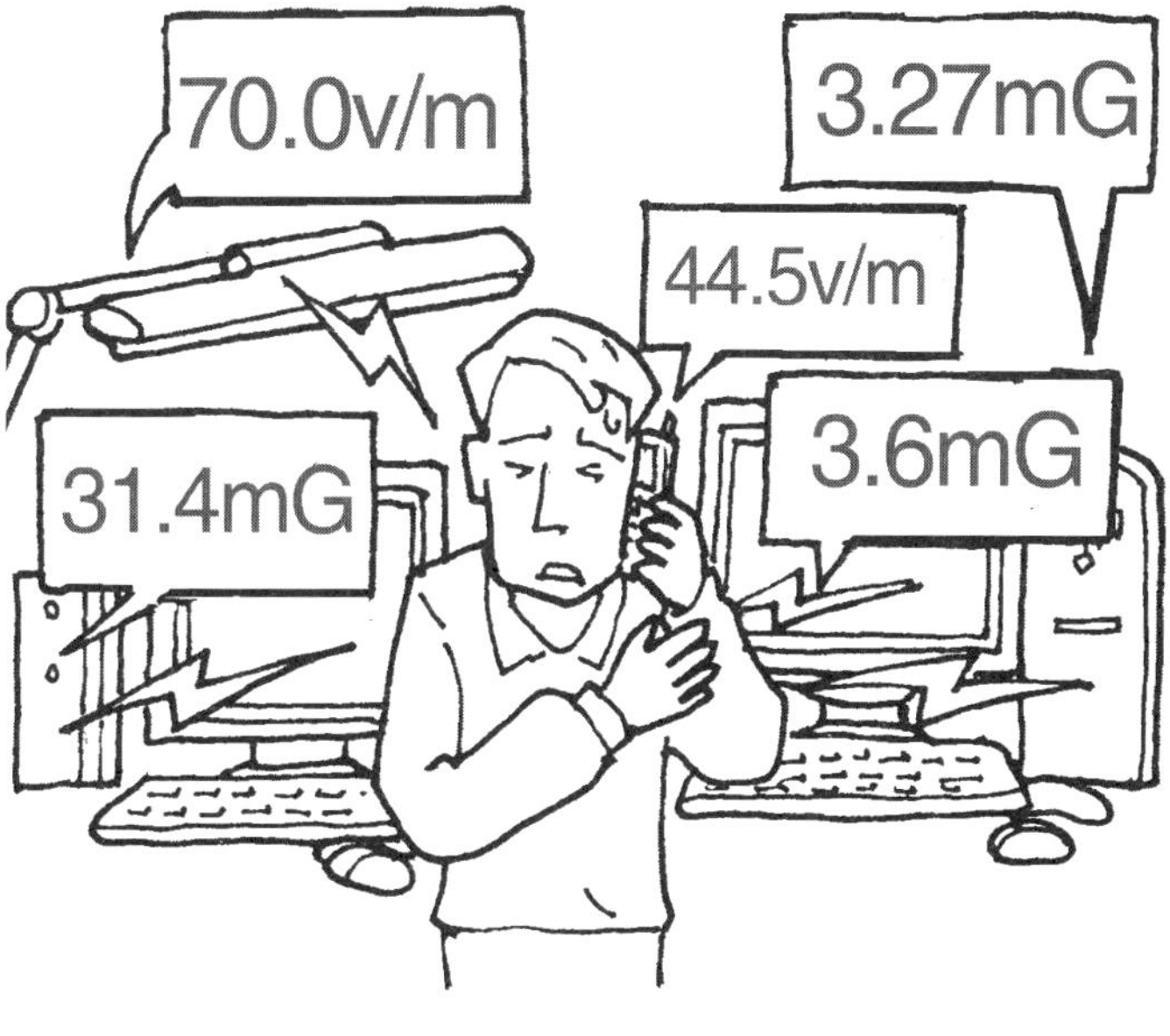

「携帯電話端末を、埋め込み心臓ペースメーカー装着部位から二二センチ程度離すこと」という提言を行うにいたりました。携帯電話の危険から心臓ペースメーカーを回避する方法として、距離を置くことで避けられるとしているのですが、危険があるのは間違いありません。

心臓ペースメーカーについては数々の調査や実験、研究がなされています。しかし、その他の医療機器と電磁干渉についてはあまり詳しく調査されていないのも事実です。そんな中でもアメリカのメイヨウクリニックのＴｒｉ氏らの発表には注目するところがあります。医療で使用される医療用機器と、携帯電話との関連実験を行ったところ、輸血ポンプ、心電図、血圧計、人工呼吸器など一七品のうち、心電図モニター機器のノイズ、心電図のデータが読みとれないなどの異常がみつかりました。場合によっては不整脈とも診断しかねないケースもあったのです。

電磁干渉をおこす距離も三インチから八四インチと広範囲にいたっていたのです。さらに深刻なのは、人工呼吸器の中には装置の停止、再始動を起こした機器もあるのです。同じような実験が日本でも行われ、一三八種の医用電気機器の約六割が携帯電話により影響を受けたとしています。そして、医療用電子機器からある程度距離を離すことで電磁干渉が少なくなると結論づけています。

飛行機に乗った時、携帯電話のスイッチを切るよう何度もアナウンスされているのを聞いたことがある人も多いと思います。離陸する前から、飛行中はもちろん、着陸して駐機場へ向かう時でさえ、通話することはできません。飛行機への電磁干渉は一九九九年には一二二件も報告されています。

報告の内容を見ると飛行機が上昇中に自動操縦装置が突然切れたり、操縦席の計器ディスプレーが数秒間消え、その後も燃料計が不安定になったなどがありました。九八年十二月にタイ航空機が墜落した事故も電磁干渉が原因ではないかと見られており、機内での携帯電話や電子機器の使用の禁止を強く呼びかけているわけです。

この他、電磁干渉による事故はオートマチック車の急発進・急停車、旧国鉄の東鷺宮で全電車のドアが開く事故、国道沿いのマンションの電子ロックがはずれ盗難が発生する事件、ロボット旋盤が突然回転し、死亡事故を起こしたりするなど携帯電話に限ったことではありませんが、事故が多発しています。ここにあげたのはほんの一部です。昨今問題になっているのは、図書館の出入り口にある盗難防止用のゲートで、ここをゆっくり通ったお年寄りの心臓ペースメーカーがリセットした事故がありました。この盗難防止のゲートは図書館だけでなく、レンタルビデオ店などにもあり、誤作動が心配されます。

人体への影響

電磁干渉と並んで問題なのは、人体への影響です。電磁波の人体に及ぼす影響を大きく分けると刺激作用、熱作用、非熱作用の三つに分けられます。

まず刺激作用についてです。刺激作用は、電波が当たっている金属に触れると電磁波の影響によって誘導電流が体内に生じます。これが電磁波による刺激作用で、周波数の大きさにより感じたり、感じなかったりします。一〇〇Hzまでは感じやすく、一〇〇Hz近くになると弱まります。一〇〇Hzを越えるとほとんど感じられなくなります。ピリピリとか、チリチリとか感じるのが刺激作用の現れです。

次は熱作用です。熱作用とは人体に電磁波を当てると、体の一部、あるいは全体の体温が上昇する作用のことをいいます。人体に当てられた電磁波の一部は反射されてしまうのですが、人体が電磁波のエネルギーを吸収して体温が上昇するのです。熱作用も周波数によって変化し、一〇〇Hzあたりから強くなってきます。一〇MHz(一〇〇〇万Hz)以上になると熱作用が支配的となります。この熱作用を利用したのが電子レンジです。

電子レンジは二・四五～二・五GHz帯の電磁波を利用する機器で、水の分子を振動させ分子間を摩擦することで熱を発することを利用したものです。電子レンジには水分を含んだものを入れると温度が上昇しますが、乾燥させたものをいれても何も変化が起きません。全く水分がない食品はほとんどないので、食品を入れると温度が上がり調理できるのです。

しかし、この電子レンジの作用を間違って利用した悲劇も起きています。雨に濡れた子猫を子どもが可愛そうだからと電子レンジにいれて乾かしてあげようとしたのです。その結果は想像に難くないでしょう。体温が急激に上がり、その猫は死んでしまいました。

また電子レンジが発売された当初、小さな部屋の中で、見る見る調理できるのが不思議で興味を持った主婦が電子レンジの扉を開けたまま中を見つめ、そこから出る高周波の影響を受け、白内障が多発したこともありました。それ以来、電子レンジを見つめないでくださいという注意書きが添付され、前のガラス面は電磁波漏洩の処理が強化され、誤って稼働中にガラス戸を開けたときは、ブレーカーが落ちる仕組みになっています。

電磁波の刺激作用、熱作用は、目で見えるか、感じることができるものです。もう一つの非熱作用は、はっきりとは感じることはできません。それだけに対策が難しい問題です。

電磁波の非熱作用とは

電磁波の非熱作用について一番はじめに問題提起したのは、コロラド大学のナンシー・ワルトハイマーとエド・リーパーの両博士により『アメリカン疫学ジャーナル』に発表された論文でした。この論文によると一九五三年から一九七三年間のコロラド州デンバーで、変電所付近の小児ガンの発生率を調査したところ、小児ガンの発生率は変電所が近くにない所の二・二五倍、白血病が二・九八倍、脳腫瘍が二・四〇倍などとなっています。さらに変電所からの電力線が近いところに住んでいる子ども六人全員がガンでなくなっていると報告しています。

この時期を同じくしてニューヨークでは、カナダから七六万五〇〇〇ボルトの超高圧電線を一〇本引くという建設計画が持ち上がり、周辺住民は大規模な反対運動を繰り広げました。そして電磁波の影響調査研究をすることになりました。この調査研究費用のすべては電力会社が負担することになったのです。この調査研究は、超高圧送電線の影響を八一年から五年計画で実施されたのですが、中でもノースカロライナ大学のデイビッド・サビッツ教授らの行った極低周波被爆と小児ガンの研究は、疫学調査もワルトハイマー論文の調査と同じコロラド州デンバーで行われ、これは先の論文を意識したものでした。サビッツの研究は八六年に発表され、送電線の近くに住む子どもは、送電線から離れた所に住む子どもに比べると、小児ガンになる確率が一・七倍高いというものでした。この論文は先に発表されたワルトハイマー論文の正しさを裏付けるものとなったのです。

このニューヨーク州送電線プロジェクトの、科学諮問委員として参加したスウェーデンのアンダース・アールボム博士は、サビッツの疫学論文が発表されるとすぐに母国スウェーデンのカリロンスカ研究所で、マリア・フェイチング博士と共に新しい疫学調査を開始しました。この博士が所属するカロリンスカ研究所はノーベル生理医学賞の選考機関として知られた研究所なのです。

アールボム博士がカロリンスカ研究所で行った研究とは、二二万ボルトと四〇万ボルトの送電線の真下三〇〇メートル以内に、一九六〇年から八五年の間に一年以上住んだ人を対象とした病気の履歴についての調査でした。大人は白血病と脳腫瘍について、そして子どもはガンについてで、その対象数は四三万人を越える大規模なものです。九二年に発表されたその調査論文によると、小児白血病にかかるリスクは、送電線から二〇メートル、電磁波は三mG以上で三・八倍、二・五ミリ〜二・〇mGで二・七倍も高くなっていることが明らかになりました。

その翌年、九三年デンマークとフィンランドでも疫学調査報告が出され、カロリンスカ研究所の論文と合わせて「ノルディック報告」と言われる報告により、電磁波と小児白血病との間に何らかの関係があるという認識が広まり、その後、電磁波と人体への影響に関する研究に大きな影響を与えることになりました。

このように電磁波による刺激作用でもない、熱作用でもない、非熱作用への関心はますます高くなっていきました。それと同時に、電磁波の影響ではないかと考えられる症状が次々と表面化していったのです。

電磁波の動物への影響

電磁波は人間だけでなく、他の生物である植物や動物にも影響を与えています。一九七一年にコーネル大学のウィリアム・キートン博士が行った伝書鳩による「鳩の方向感覚」が元になり、生物にも磁気を感じる器官があることが解明されました。特に鳩は生体磁石で方角を感知し、自分の帰る方向を見つけているのです。

しかし、世界中に溢れる電磁波の影響なのか、鳩の生体磁石が惑わされて自分の巣に帰れない現象が起きているのです。伝書鳩の大会できちんと戻ってくる鳩は少なくなり、数千羽の鳩が迷子になっているというのです。この器官はイルカや鯨にもあり、ここ数年方向を見失って浜に乗り上げたり、本来はいるはずのない海域に現れたりするのは電磁波の影響ではないかともいわれています。この生体磁石は人間にもあるので、その影響も心配されます。

2　携帯電話の問題

電磁波の問題で今一番注目を集めているものが、携帯電話です。携帯電話は頭の近くで使用するので、なおさら電磁波の影響が心配です。この携帯電話については、安全なのか、それとも危険なのかさまざまな見解が示されています。ここでは安全とか、危険などと決めつけるのではなく、携帯電話と電磁波を巡る状況を紹介していきましょう。

まず知っておきたいことに、携帯電話は高周波（マイクロ波）を発生しています。高周波は熱を発生させることができます。高周波を利用したもので一番わかりやすい例でいうと電子レンジがあります。電子レンジは二・四五GHzという周波数で、水の分子を振動させ熱を発生させて調理するものです。携帯電話の場合はアナログからデジタルへ、八〇〇MHzから一・五GHzへ変わり、現在では二・〇GHzの周波数のものもあります。携帯電話で長く話をした後、耳のあたりが熱くなった経験はありませんか。それは、携帯電話から発生する高周波によるものと考えられます。携帯電話は、電子レンジと同じように、頭、そして頭の中にある脳を加熱しているともいえるのです。特にここ最近増えつつある第三世代携帯電話や、ＦＯＭＡなどは、二・〇GHzの周波数域を使っています。周波数が高くなると、発生するエネルギーは強くなり、おのずと発生する電磁波も強くなってしまいます。

一九九六年、イギリスの新聞に次のような見出しが掲載されました。「危険！　携帯電話はあなたの脳を調理する」『ザ・サンデー・タイムズ』四月十四日号の記事です。携帯電話を長く使うと電子レンジのように脳を加熱し、「調理」してしまうこともできるという意味です。

脳は熱の吸収率がよいので、熱の影響をもろに受けてしまいます。一九九六年というと、一〇年近くも昔の記事ですが、そのころから携帯電話の危険性に注意が払われていたことが伺えます。

携帯電話の安全性の証明について、携帯電話のメーカーや、電波を管理する総務省（当時・郵政省）はどう対応しているのでしょう。

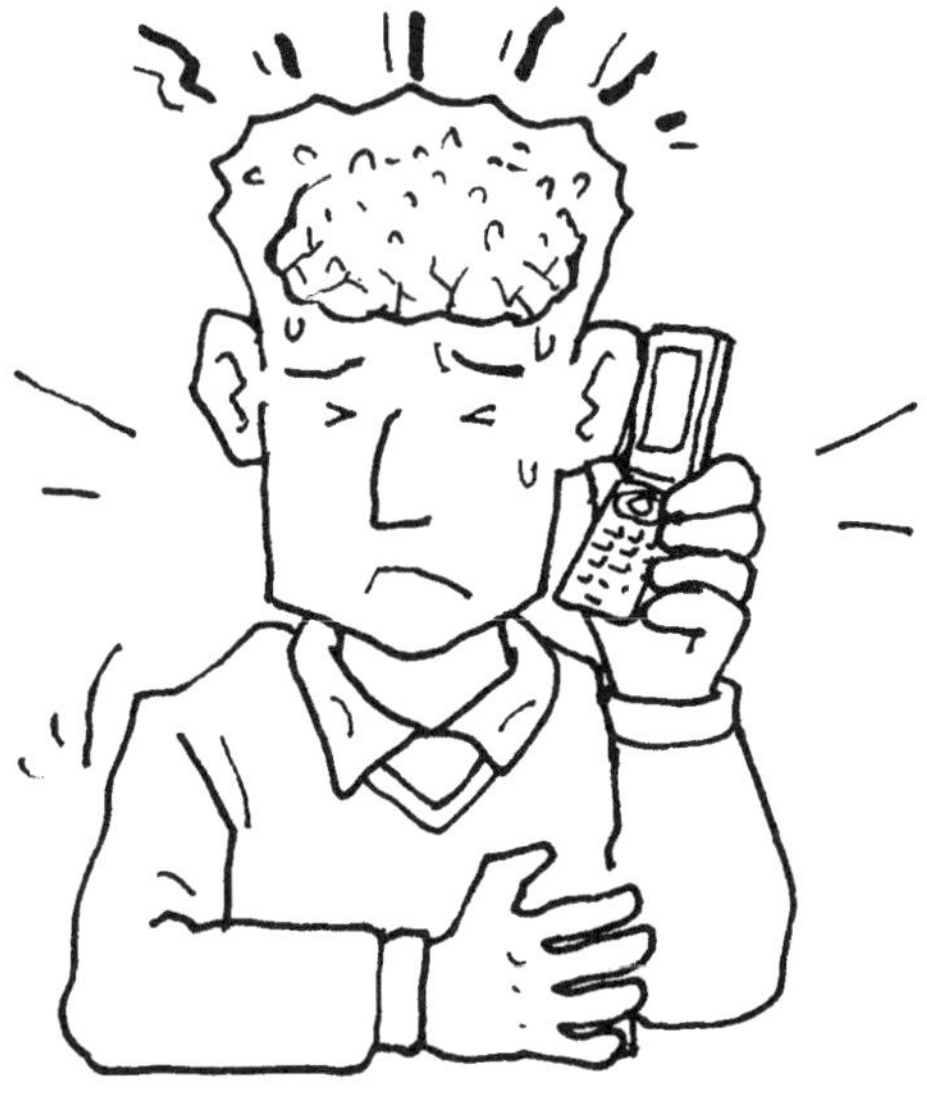

各国の局所SAR値の許容値

日本	2.0W/kg	10gあたり	総務省令・無線設備規則
アメリカ	1.6W/kg	1gあたり	連邦通信委員会（FCC）
スウェーデン	0.8W/kg	10gあたり	労働組合連合（TCO）
中国	1.0W/Kg	10gあたり	検討中
ドイツ	0.6W/Kg	10gあたり	検討中

携帯電話から発生する電磁波の強度を測定するには、局所SARで調べます。このSAR（熱吸収比）は、単位質量の組織に、単位時間に吸収されるエネルギー量のことで、人体が電波を発する機器から、一定時間にどのくらいのエネルギーを受けたのかを表すものです。SARには全身平均SARと、局所SARとがあり、単位は［W／kg］で記します。つまりキログラムあたり、何ワットの熱エネルギーを吸収するかを表したものです。

日本では、一九九七年に電波防護指針として、「全身平均SAR」と「局所SAR」が人の体に許容される電磁波の基準値として定められました。そして一九九九年には電波産業会が局所SARに関する民間規格を定めたのです。

さらに、二〇〇二年六月からは総務省令（無線設備規則）により、人体側頭部のそばで使用する携帯電話端末等に対しては、電波防護指針に基づく局所SARの許容値（二W／kg）を満たすことが義務づけられました。以上が一連の流れですが、一見するときちんとした基準があるようにみえます。だが改めて海外の基準値と比較してみると、いかに緩い規制かがよくわかります。

この表を見ただけでもアメリカは組織一gあたりの局所SARが、一・六W／kgと非常に厳しい基準を設定していることがわかります。また一九九七年からヨーロッパでは、携帯電話から発生する電磁波の局所SAR値が、公表されており、ユーザーはその数値の低い携帯電話を選ぶこともできます。事実、局所ＳＡＲ値が一番小さい携帯電話に人気が集まったというケースもあります。携帯電話の影響は、ホットスポットとしてピンポイントで表れるといわれ、組織一〇ｇあたりより、組織一ｇあたりの方が正確だという意見があります。組織一ｇあたりの方がより厳しい規制値として採用されています。

では、日本はというと、局所ＳＡＲ値については、携帯電話メーカーがやっと最近になって公表を始めています。一九九八年ソニーの携帯電話がアメリカの基準値を超えており、リコールされたことがありました。日本では問題がなくとも、アメリカではＮＯだったのです。しかし、このことは日本では全く報道されていません。リコールなどのことも知らされていないという、情報から隔離されているのが日本の携帯電話に関する電磁波事情なのです。

数値や基準値などの規制に関しては以上の通りですが、基準が緩い背景には、欧米でよく言われる予防原則が全く行われていない状況があります。ことが起こってからでは遅いのですが、この国はどうやらことが起こるまで何もしないようです。

では、これらの数値や値が私たちの体にどう影響があるのか、見ていきましょう。

携帯電話は体にこう影響する

日本の携帯電話に関する局所ＳＡＲ値が他の国々に比べて高いことは、おわかりいただけたと思います。

では、この数値が高いとどうなるのでしょうか。ＳＡＲ値は熱エネルギーの吸収量を表したものですから、そのまま電磁波に曝されている対象が熱を持つわけです。携帯電話の場合は、頭、つまり脳が熱を持ってしまうのです。特に小さい子どもの頭は小さいので、頭全体が熱を持ってしまいます。それだけでなく、先に紹介した局所ＳＡＲ値の最大数値は中心部の数ミリに集中し、脳の中枢部に直撃されてしまうのです。

ＳＡＲ値の測定にはファントムという人の頭の模型が使用され、大人の頭の大きさを想定して制作されています。つまり、ここに上げたＳＡＲ値については、大人の頭には当てはまるのですが、子どもの場合は、本体は数値が変わってくるのです。頭が小さいのでより多くの影響を受けることになるのですが、ＳＡＲ値の基準はこの数値を元にしていることは注目しなければなりません。

子どもの場合は、発育途上にあり、脳の中枢部が熱の影響を受けてよいはずがありません。眼球なども熱の影響を受けやすいところで、電磁波の熱作用により水晶体が白濁して白内障になったというウサギを使った実験報告がアメリカにあります。また、携帯電話で数分通話した後、脳血流が低下するという例や、携帯電話からの高周波で、脳内に入る有害な物質を防御する脳血液関門を変化させた例、脳の注意機能や反応速度が長くなったという悪影響が報告されています。

電磁波研究の第一人者として知られ、モトローラ社の研究顧問をしているロス・アディ博士は「私も携帯電話を使用しているが、一日に三〇分以上は使用しないようにしている。特にデジタル型は心配だ」とコメントしています。これらが携帯電話から発生する電磁波の熱作用による影響ですが、今では、この熱作用だけではなく、非熱作用も問題ありといわれています。実はこの非熱作用の方が問題なのです。というのもその影響がはっきりと表れないため問題がない、安全だと考えられる可能性があるからです。

携帯電話は、全く安全な機器ではないことは、もう欧米ではある意味、常識になっています。そのため特に影響を受けやすい子どもに対して規制がある国もあります。イギリスでは、政府が二〇〇〇年七月に一六歳未満の子どもは、緊急時を除いて携帯電話の使用を控えるようにとの通達を出しました。二〇〇二年三月フランスでも保健省が、携帯電話の脳への影響を考慮し、使用上の注意を促すパンフレットを配布しています。バングラデシュでは、政府が一六歳になるまでは携帯電話を禁止しています。

しかし、安全性が問題視されているものは携帯電話本体からの電磁波だけではなく、携帯電話の基地局やタワー、さらにアンテナにもあります。

携帯電話のもうひとつの問題

携帯電話は各地に建っているアンテナから電波を受け取っているから通話ができるのです。そのアンテナの数が多くなったことで、通話も途切れずにできるようになりました。そう聞くと一見便利になったような気もしますが、その反面、被害を被っている人がいることも忘れてはいけません。電磁波は目に見えない分、その影響がわかりずらいところがあります。

携帯電話の影響を考える前に、まず携帯電話が通話ができるしくみや、アンテナについて知っておく必要があります。携帯電話のアンテナと聞いてなんとなく想像できる人もいると思います。よく目にするのは、三〇～四〇メートルほどの銀色の高い一本の塔の上に何本かアンテナが突き出た建造物です。これは基地局と言われるものの一つです。基地局にはマンションやビルの上に設置されたものや、電話局の上に設置されたものなどがあります。この基地局は、一基で数キロから数十キロの範囲をカバーできます。この範囲に電波を発し、また受信します。このカバーするエリアをセルと呼びます。このセルの中にある携帯電話に常時電波を発し、また同時に携帯電話からの電波を受信しています。

第三世代携帯電話は、二・〇GHz帯と周波数が高くなったため、より直進性が強く、カバーする範囲が制限されるため、一基のカバーする範囲は二・五キロ程度となり、それだけ基地局数が多くなります。いくつもの携帯電話基地局が、多数のセルを構成していくシステムをセルラーシステムと呼んでいます。携帯電話のことを海外ではセルラーフォンというのは、そのためです。個々の基地局で受信した電波は、通常の電話回線に接続され、通話が可能になるというわけです。

この基地局からは八〇〇MHzと一・五GHzの周波数の電波を使用し、〇・五w～三〇wの出力で電波を発信しています。最近ではほとんどがデジタル方式となり、一・五GHzの周波数で電波を発していきます。しかしこれは一社、一基の場合です。日本には携帯電話会社が、四社あります。端末同士では会社が違っても通話することはできますが、アンテナはそれぞれ違う会社のものが必要になります。それは携帯電話からの電波の形式が少しずつ異なるため、アンテナで受けた電波を電話局に送り、その電話局で電波の形式を違う会社のものに適合するように変えて、他社の携帯電話へと電波を飛ばさなければならないからです。形式が同じであれば一本のアンテナでよいのですが、そうならないのはこういう理由があるからです。つまり、お互い違うアンテナでは、各社の携帯電話は通話できないので、同じ範囲に三本ないしは四本のアンテナが立つことになります。また、その各社が通話品質の向上という名目で、日本中に争って基地局を建てています。つまり日本中どの携帯電話でも通話できるというのは、日本中に基地局があるからなのです。

さらに携帯電話で通話ができることは、そこから二四時間、電波、つまり電磁波を発しているに他なりません。それゆえ、携帯基地局のアンテナが設置されることで、その周辺に住む住民は影響を受けることになります。携帯電話会社は、安全といいますが、どうして安全なのかあまりにも不明瞭です。新聞やテレビなど、あまり表には出てこないのですが、各地でさまざまな携帯電話基地局設置の反対運動やトラブルが起きているのです。

実はこんなに身近にある携帯タワー

携帯電話の基地局のトラブルについては、大久保貞利著『誰でもわかる電磁波問題』（小社刊）に詳しく紹介されています。ここでは代表的なものや、これから大きく問題になっていくと思われるものを紹介します。ここで言うアンテナと基地局は同じものと考えてください。

携帯電話などから発生する電磁波の影響を受けやすいのは、発育段階にある子どもです。それは本体からだけでなく、基地局からの電磁波も同じことです。しかし、その子どもたちのすぐ身近なところで携帯電話のアンテナが突然立ち始めたからです。一九九七年、ＰＨＳ業者の一つであるアステルが、横浜市の小中学校の屋上に、アンテナを設置したい旨を横浜市教育委員会に申し出ました。

それを受け、市教委は市内の二八〇校の校長に「ＰＨＳアンテナ設置事前調査」を通知しました。アンテナ設置に対して協力するような内容が込められていました。しかし、学校事務職員労働組合神奈川の横浜支部は、アンテナ基地局設置の問題点を何度も指摘し、市側に設置の許可を出さないよう要望書を提出しました。なにしろ、公共のものである学校を一企業に営利目的に利用させることや、発育途上にある子どもへの影響など、さまざまな問題が指摘されたからです。アンテナを設置した場合、設置使用料として一校年間一五五〇〇円の収入があるというのです。

ところがこのようなことが、広く知られるようになったのは、夏休みに六八校に設置された後で、市議会議員などの追及などがあったからです。このため新規の設置は凍結されましたが、すでにその段階で六八校にはＰＨＳアンテナが建てられた事実がありました。さらに問題なのは、学校関係者やＰＴＡ、生徒、学校周辺の地域住民に全く事前説明がされていなかったことです。学校側は、事前に知らせるとパニックになりかねないと危惧していたようですが、その言葉の意味を考えると、〝これは問題あり〟ということは分かっていたと受け取れます。もし、問題ないのなら、広く知らせることもできたでしょう。結局、横浜市ではすべての学校からＰＨＳアンテナが撤去されました。

また、この問題を知った相模原市の市議会議員も、調査したところ、同じく学校に設置されたケースがあり、年末になって市側が、新規の設置を許可しないことを決めたそうです。

このように学校は各地に点在しており、建物としても高く、アンテナ基地局を設置するには、とてもよい条件のところといえ、各地でアンテナ基地局として狙われています。また、横浜の例だけでなく、この種の問題は各地でも起こっています。

京都市でもすでに小中学校、高校などに立てられたアンテナを、「電磁波学習会」が撤去を要求し、取り除いていている例もあります。京都の場合は、年間一一二五円という横浜のケースより安い金額で契約しており、こんなわずかなお金のために、子どもたちの健康を犠牲にしたかと思うと、情けなくなります。さらに京都は幼稚園にまでアンテナが設置されていたというから驚きです。

アル・ファイド氏の主張

子どもたちが通う学校の近くに携帯電話のアンテナを立てることに強く反対していた人に、あのアル・ファイド氏がいます。アル・ファイド氏という名を知らなくても、ダイアナ妃と同乗した車で事故に遭い亡くなった、ドディ・アル・ファイド氏の父親といえばわかるでしょう。アル・ファイド氏は、広大な自宅を構えていましたが、その近くに携帯電話の基地局ができるのに強く反対し、訴訟を起こしたのです。その理由は小学校が近いからというものでした。確かに自宅はあまりにも広大なため、電磁波の危険は少ないのですが、学校には影響ありと考えたのでしょう。これに対しての判決は、アル・ファイド氏の主張する危険は認めたものの、撤去は認められませんでした。

しかし、大富豪のアル・ファイド氏が訴訟を起こしたおかげで、英国のメディアがこの問題を大きく報道し、携帯電話基地局の危険性を広く知らしめるきっかけになったのです。英国の場合は、五〇〇以上もの携帯電話アンテナが学校に設置され、撤去を求める動きが各地で起こっています。

日本では、前述したように横浜市や京都市のように、市なり教育委員会なりが、率先してアンテナ設置を呼びかけたケースもありました。スウェーデン、イタリア、オーストラリア、ニュージーランドでは学校や幼稚園などには携帯電話の基地局は設置できません。日本の場合は、誰かが気が付くか、注意しないと学校にもアンテナが立ってしまう状況です。

あなたの近くの学校はいかがでしょうか。屋上にもうすでに何本ものアンテナが立っているかもしれません。しかし、仕方ないとあきらめるのでは、電磁波による被害を受け続けることになるのです。また、学校だから、子どもたちに影響があるから問題だ、と考えられるかもしれませんが、電磁波の影響は子どもの方が強く受けてしまう可性がありますが、電磁波自体は大人も子どもも等しく曝されるものです。つまり携帯基地局は、大人にとっても危険なものであり、学校以外のところでも大きな問題となるのです。

そうした携帯基地局を巡るトラブルは、学校から近い遠いに関係なく、各地で起きています。

いろいろなところで巻き起こる携帯基地局問題

携帯電話が途中途切れずに話ができるのは、各地にその携帯電話に電波を発し、受信するアンテナがあるからです。つまり、そのアンテナの数が多ければ多いほど、移動中も途切れず通話が可能になるのです。そのため携帯電話のアンテナが各地に建てられることになるのです。いま携帯電話のアンテナは、約八万基あります（二〇〇五年度）。携帯基地局が建てられている場所は、ビルの屋上、電話局（自社ビルの）屋上、田んぼや畑や空き地など、広い敷地が確保できる場所などがあります。その場所を確保するために各地で問題が起こっています。

ある日、自宅マンションの屋上に基地局ができた、という話をよく聞きます。携帯電話会社はマンションのオーナーや、管理組合の理事長のような人だけに、「携帯電話の基地局を置けば、年にいくらかの使用料をお支払いします。国の基準を守っているので、なんら問題ありません」と説明し、マンションの住民が知らないうちに屋上に基地局ができたというようなケースです。本来なら、そこに住む住民すべてに説明をし、納得した上で設置するという手続きをとらなければなりませんが、知らない間にということにまず問題があります。少数の理事会だけで決めたとか、一応掲示板のような

郵便はがき

料金受取人払

本郷局承認

45

差出有効期間
2007年3月
31日まで
郵便切手は
いりません

113-8790

117

（受取人）
東京都文京区本郷
二-二七-五
ツイン壱岐坂1F

緑風出版

行

ご氏名

ご住所 〒

☎ （ ） E-Mail:

ご職業/学校

本書をどのような方法でお知りになりましたか。

1.新聞・雑誌広告（新聞雑誌名 ）
2.書評（掲載紙・誌名 ）
3.書店の店頭（書店名 ）
4.人の紹介 5.その他（ ）

ご購入書名

ご購入書店名 所在地

ご購読新聞・雑誌名 | このカードを送ったことが | 有・無

購入申込書

取次店番線
この欄は小社で記入します。

ご指定書店名

同書店所在地

小社刊行図書を迅速確実にご入手いただくために、このハガキをご利用下さい。
ご指定の書店あるいは直接お送りいたします。直接送本の場合、送料は一律一六〇円です。

書名	定価	ご注文冊数
	円	冊

ご氏名

ご住所

☎

読者通信

今回のご購入書名

ご購読ありがとうございました。

◎本書についてのご感想をお聞かせ下さい。

◎本書の誤植・造本・デザイン・定価等でお気付きの点をご指摘下さい。

◎小社刊行図書ですでにご購入されたものの書名をお書き下さい。

このハガキの個人情報は、弊社の本及び目録の案内、発送のみに使用し、個人情報保護法に基づき第三者に漏れないよう、厳重に管理致します。

ところに〝小さく〟説明会のお知らせを出し、気づかれないようにそっと行い、これも少数で決めてしまうこともあります。その結果「聞いていない」となり、「いや、お知らせした」と行き違いのトラブルが起こってしまうのです。

もしも、携帯電話の基地局を置くことが、健康面で問題なく、またその使用料でマンションの管理費がカバーできるというメリットばかりであるなら、こっそり決める必要はないのです。堂々と、メリットを説明すればいいのですから。その一方、電磁波の問題で反対する人もでてくるでしょうが、お互いに意見を出し合い、民主的ルールで決めればいいのです。それが、正しい手続きであるはずです。住民が携帯電話会社にきちんとした説明を要求し、基地局設置を中止させたというケースもあります。携帯電話の基地局設置の問題の一つに電磁波の問題以前に、この情報非公開という非常に原始的な問題があるのです。そうした点が、無視されるのはディスクロージャー、情報開示という時代の流れのなかで、誠に残念なことです。

では、携帯電話基地局がマンションの屋上にあると、どういう問題があるのでしょうか。

まず、心配されるのが電磁波の問題です。アンテナからは携帯電話との間に二四時間休みなく高周波が送受信されています。高周波は人体への吸収は非常に高い電磁波です。アンテナ直下の部屋に住んでいると、この電磁波からは逃れられないのです。また、アンテナと同時に設置される無線電源装置というものがあります。これは数万Wの電力を消費するのです。この無線電源装置からは低周波や極低周波が同様に二四時間休みなく放出されているのです。さらに無線電源装置へ電源を送るケーブルも極低周波を発生させています。つまり、基地局のあるマンションは、二四時間休みなく高周波と低周波、極低周波を浴び続けることになるのです。いわば、電話鉄塔の中に住んでいるのと同じになるのです。

しかし、マンションの場合、問題は電磁波だけではないのです。

特別に設計されたマンションの場合は別ですが、屋上に新たに何かを置くようには出来ていません。屋上は文字通り屋上です。ここにかなりの重量の無線電源装置を置くことは建築時には想定されていません。機械一個や二個なら問題はないかというとそうではありません。この無線電源装置はなんと二〜五トンもの重量があるのです。これで容易に想像がつくでしょうが、長期間おくことで、マンションの屋上が圧力を受け、劣化していくのです。雨漏りなどが起こる可能性もあります。それにより新たな補修費用も必要となるかもしれません。最悪、屋上が倒壊して階下に住む人に被害が生じることも考えられます。大きな地震などが発生した場合、その危険性はさらに増します。

マンションに携帯電話基地局があると、このような問題が考えられるのです。マンションを購入した当時アンテナがなくても、携帯電話の基地局を設置させると確実に、その資産価値は下がります。不動産会社もこれらの事情は知っているので、生活の安全のためということももちろんありますが、資産を守るという意味でも重要なのです。

ドイツでは実は基地局が建つとその建物は固定資産税が安くなりますし、店子が大家に「賃貸料値下げ」を要求する事態が生まれています。

これからマンションを購入する場合は、基地局があるかないかは重要なポイントであるといって過言ではありません。本来は携帯電話基地局設置について説明する必要がありますが、黙っていると説明しない場合もあるようです。

携帯タワーの問題

車で走っている時に、タワー型の携帯電話のアンテナを目にすることが増えていませんか。マンションやビルの屋上に設置する基地局同様、この携帯タワーも数を増加しています。携帯タワーは周りに高い建物がない郊外に多く見られます。

携帯タワーは、携帯電話会社が土地を入手後、市町村役所で建築確認申請を出し、建築確認をとれば、簡単に建てられてしまいます。この場合も周辺住民へきちんとした説明責任が果たされるべきですが、携帯タワーを建てることを告知すると反対する人が出ると懸念し、〝知らない間に〟一部の住民にだけ知らせ建ててしまうのが実情です。

携帯タワーの場合は、より遠くへ電波を飛ばすためにアンテナの水平位置から数度下げて飛ばすので、高周波はアンテナ直下より一二〇メートルから二〇〇メートル前後のあたりが一番強くなります。ではすぐ近くは安全かというと、もちろんそんなことはなく、直下の場合は、無線電源装置の極低周波が休みなく発生し、さらに乱反射の影響で近場も相当な量のマイクロ波が飛んできます。二〇〇三年四月、フランス国立応用科学研究所が、基地局周辺住民の調査研究結果を発表しました。その調査は、「基地局から三〇〇メートル以上離れた住民」と基地局近くの住民との健康比較を行いましたが、「基地局から三〇〇メートル以上離れた住民」と比べて、「基地局から一〇〇メートル以内の住民」は、吐き気、食欲不振、視覚障害を訴え、「基地局から一〇〇メートル以内の住民」は、かんしゃく、うつ症状、性欲減退を訴え、「基地局から二〇〇メートル以内の住民」は、頭痛、睡眠障害、不快感を訴え、「基地局から三〇〇メートル以内の住民」は、疲労感を訴えるという結果が出ました。

かつては基地局の真下は「灯台下暗し」で電磁波はあまり届かないといわれましたが、実はそうではなかったのです。

携帯タワーの危険は、先のマンションの場合同様、電磁波だけではありません。約四〇〜五〇メートルほどの高さのタワーは倒壊の危険もあります。絶対安全といわれた高圧線の鉄塔でさえ台風の強風で倒れたことがありました。だから携帯タワーも絶対安全とは言い切れません。

さらに、携帯タワーには落雷による危険もあります。携帯タワーには避雷針がついていて、本来ならそこに落雷しアースされるのですが、アースから電気が伝わり携帯タワー付近の家電製品が破損することも起こっています。このような予測されない危険がまだあるかもしれません。携帯タワーが立つと、マンション同様周辺の地価が下がるのはほぼ確実なことです。

このように携帯基地局は電磁波の問題はもちろんですが、それ以外の問題も数多くあるのです。これからはわれわれがまだ体験しない問題に直面するかもしれません。

携帯タワーだけじゃない、無線ＬＡＮも非常に怖い

最近、新聞や雑誌、テレビなどで目にする言葉に「ユビキタス」というのがあります。ユビキタスとは、（ubiquitous）ラテン語で「遍在」、つまり、いたるところに存在するということを意味します。よってどこからでもコンピュータ・ネットワークに接続して情報を得られるというものです。この「ユビキタス」社会の中の一つに無線ＬＡＮがあります。文字通りコンピュータのネットワークのＬＡＮが無線で成り立つものです。そのためには電波を飛ばさなければなりません。この無線ＬＡＮの電波は二・四GHzという高周波を使っています。二・四GHzの電波と一番近い周波数のものに電子レンジがあります。電子レンジは、二・四五GHzの電磁波で調理（熱）するのです。いいかえると、無線ＬＡＮの中にいるのは、電子レンジの中にいるのとあまり変わらないのです。無線ＬＡＮが完璧に整備されている市街地などでは、私たちが熱され、調理されているのと同じともいえるのです。さらに、そういう場所は、休みなく電波が発生しているので、二四時間二・四GHzの電磁波を浴びてしまうのです。さて、これは安全といえるのでしょうか。

特に都会では無線ＬＡＮの設備が次々と設置され、地下鉄では全駅で無線ＬＡＮが使えるという計画もあります。

携帯電話は普及しはじめて約一〇年、無線ＬＡＮは「ユビキタス社会」実現という錦の御旗の元、

これから間違いなく普及していくでしょう。私たちは人類が体験したことのない高周波の電磁波を短期間に、それも休みなく浴び続けています。壮大な人体実験をしているともいえます。今は、電磁波過敏症も原因不明の奇病といわれたり、気のせいと片づけられているケースもあります。しかし、これから、この壮大な人体実験の結果が出てくるかもしれません。それはいい結果がでるとはどう考えても予測できません。今からでも遅くないはずです。なんらかの手を打つ時期に来ていることは間違いないでしょう。

携帯電話の対策、どうすればいいのか

携帯電話の電磁波は避けたいのだけれど、仕事上どうしても使わなければならない人も多いことでしょう。ここまで携帯電話が普及してしまうと、電磁波の影響を考えて使わないようにしています、とは言いたくても言えないケースもあるかもしれません。そういう理由で携帯電話は使わなければならない人は、どうすれば電磁波の影響から軽減できるのでしょうか。

まず、使用時間をできるだけ減らすことです。かかってくるのは仕方ないので、こちらからかける場合は、公衆電話や家庭や会社などの固定電話からかけるようにすればいいでしょう。しかし、今は携帯電話の普及で、公衆電話は減る傾向にあるので、どこに電話があるのか、ポイントを覚えておくのも一つの方法です。

しかし、どうしてもかけなければならない場合や、かける場合もできるだけ短時間にする方が賢明です。また、どうしても使うケースが増える場合は、イヤホン・マイクを使うことをお薦めします。携帯電話本体を直接、耳にあてる場合より遙かに電磁波の影響が少なくなります。一日の使用時間を一五分までに、長くても三〇分までに抑えるよう心がけると、電磁波の影響を少なくすることができます。また、小さな子どもには、携帯電話を持たせないようにすることも重要です。

二〇〇二年九月、ロシア非電離放射線防護委員会（ＲＮＣＮＩＲＰ）が携帯電話の安全な使用のため予防アプローチに基づく勧告を行いました。それは以下の通りです。

1　一六歳未満の子どもは携帯電話を使うべきでない。
2　妊娠女性は携帯電話を使うべきでない。
3　神経疾患・記憶喪失・てんかんにかかりやすい体質の人は携帯電話を使うべきでない。
4　携帯電話の使用時間は三分以内に制限すべきだ。もし次に携帯電話を使用したい場合は、間に一五分間のインターバルを置くべきだ。ヘッドセットやハンズフリーセットなど、携帯電話を直接頭に接触させない方法は大いに推奨される。
5　携帯電話メーカーや販売店は、上記項目やＳＡＲ値・疫学データなどを携帯電話購入時に、購入者に伝え、選択の判断とさせるため、説明書などを付けて販売すべきだ。

このように携帯電話は、リスクがあることもきちんと説明すべきです。

本体は自分で少なからず防御できますが、基地局については、自分一人ではどうにもならないことがあります。まず、監視することと、もし、自分の住まいの近くに携帯基地局ができるという情報があれば、周りの人に、電磁波の影響を知ってもらい、地域で反対していくことが大事です。あっという間に携帯基地局は建ってしまい、一度建つと、それを撤去するのはなかなか簡単にいかなくなるので、まず建たせないことが大切なのです。

マンションの屋上などの場合も、携帯基地局の話があったら、理事など一部の人の密室会議で決めさせないで、住民すべてに説明をするように求め、きちんとした第三者から電磁波の影響について住民に説明するなどし、すべてオープンにするようにさせましょう。また、告知看板にわざと目立たないよう小さく、携帯基地局についての説明会などのお知らせをし、なるべく人を集めず事を進行してしまおうというケースもありますので注意が必要です。

こまめに監視し、事前に抑えることが一番大切です。繰り返しになりますが、一度建つと電波が発せられ、以後、電磁波の影響を一年三六五日、一日二四時間受け続けることになってしまうのです。

3　電波塔の問題

テレビ、ラジオ、レーダーなどの電波塔は携帯電話が普及し、基地局が増え始める前から各地に設置されていました。電波塔は、昔からあったのだから、携帯電話基地局も問題ないのではと考えられるかもしれませんが、これらの電波塔もさまざまな問題を引き起こしています。

まずレーダーについてです。レーダーを扱う技師やパイロットに白内障が広がったことがあります。彼らに起こった白内障は、老化によるものと違い、眼球の中央部が白く濁りはじめる独特の特徴を示していました。この白内障は航空管制官にも広がり、調査の結果、レーダーのマイクロ波が影響を及ぼしていることが明らかになりました。

また、レーダーのアンテナの前を横切り、ここから発生する電波を浴びた男性が、その直後腹痛を訴え、死亡する事故も起きています。レーダーはこのように強力なパワーを持っているのです。ですから航空機などと連絡を取るレーダーは、人里離れた地や山の頂上など、人家から離れたところに設置されているのです。つまりは危険だから人の住む場所の近くには建てないのです。

レーダーは軍事用に使われたりしますので、なんとなく危険なものというイメージがあります。しかしテレビやラジオのアンテナは問題ないのではと思ったりしますが、これらも同じく電波、つまり電磁波を発生するものなので、安全とは言い切れません。

テレビやラジオの場合は、レーダーの下の周波数である短波や超短波をテレビ波、長波がラジオ波として使っています。テレビやラジオの電波塔も絶対数が少なく、山の上などにあるため、電波塔は遠くにあり見過ごしてきたともいえます。

しかし、テレビやラジオの電波塔からの影響は、ホノルルの放送タワーの周辺に住む住民のガンが増加したというヘンダーソンによる報告や、オーストラリアの医師・ブルース・ホッキング博士による疫学調査などで、その影響は明らかになっています。

また、ホッキング博士が一九九五年に発表した論文によると、シドニー北部郊外にある放送タワーの四キロ以内に住む一四歳以下の子どもと、一二キロ以上離れて住んでいる子どものガンを一九七二年〜九〇年の間に調べたところ、四キロ以内に住む子どもの死亡率は、リンパ性白血病が二・七四倍、全白血病が二・三二倍という結果になりました。

放送タワーについては、このような疫学調査が数多くあり、影響があることが明らかになっていますが、そのことは日本ではあまり話題にはなりません。

またラジオ塔については、ヴァチカン市国のラジオ放送が注目されます。ヴァチカン市国のラジオ放送はローマ北部郊外セラノ町にある二九のアンテナで、全世界に向けて二四時間放送していまし

ホッキング論文
オーストラリアの放送タワーで白血病などのリスクが増大

ホッキング論文の疫学調査結果

がんの種類	死亡者	相対的危険度（95％信頼区間）	ケース数
脳しゅよう	0.73	0.26-2.10	30
全白血病	2.32	1.35-4.01	59
リンパ性白血病	2.74	1.42-5.27	39
骨髄性白血病	1.77	0.47-6.69	11
他の白血病	1.45	0.30-6.99	9

た。このアンテナからの電波が規定以上の出力で放送していたため一九九九年に問題となり、二〇〇二年四月には周波数を変更し、そして放送時間を二四時間から七時間へ短縮しました。

その後、同年六月に、「ヴァチカン放送のラジオ塔から発信される電磁波は成人男性と小児の両方の白血病と相関関係がある」とする疫学論文が、イタリアの研究者により発表されました。

そしてついに二〇〇五年五月にイタリアの裁判所は、ヴァチカン放送のラジオ塔から強力な電磁波を放出したとして、カトリックの枢機卿など二人に有罪判決を下しました。

ヴァチカン放送側は国際的な基準であるＩＣＮＩＲＰ（国際非電離放射線防護委員会）に基づいているので問題ないとしていますが、イタリアをはじめヨーロッパでは、電波塔から発生する電磁波について、厳しい規制をとっていたので、意見が対立し、このような結果になったのです。

いずれにしても電波塔からの電波は、影響があることがお分かりいただけたと思います。

日本の場合はどうなっているのか

さて、これまで海外の例を紹介してきましたが、日本の場合はどうなっているのでしょうか。

日本にも多くの電波塔が各地にあります。多くは山の頂上や稜線など、周りに障害となるような大きな建物がないところに建設されています。それは広く、遠くに電波を飛ばすためです。さまざまな電波塔の中で、航空機との交信や米軍のもの、そしてNHKの全国放送ラジオのアンテナが強い電波を発生しています。

日本には都市のど真ん中に放送タワーの代表的存在があります。それは東京タワーです。

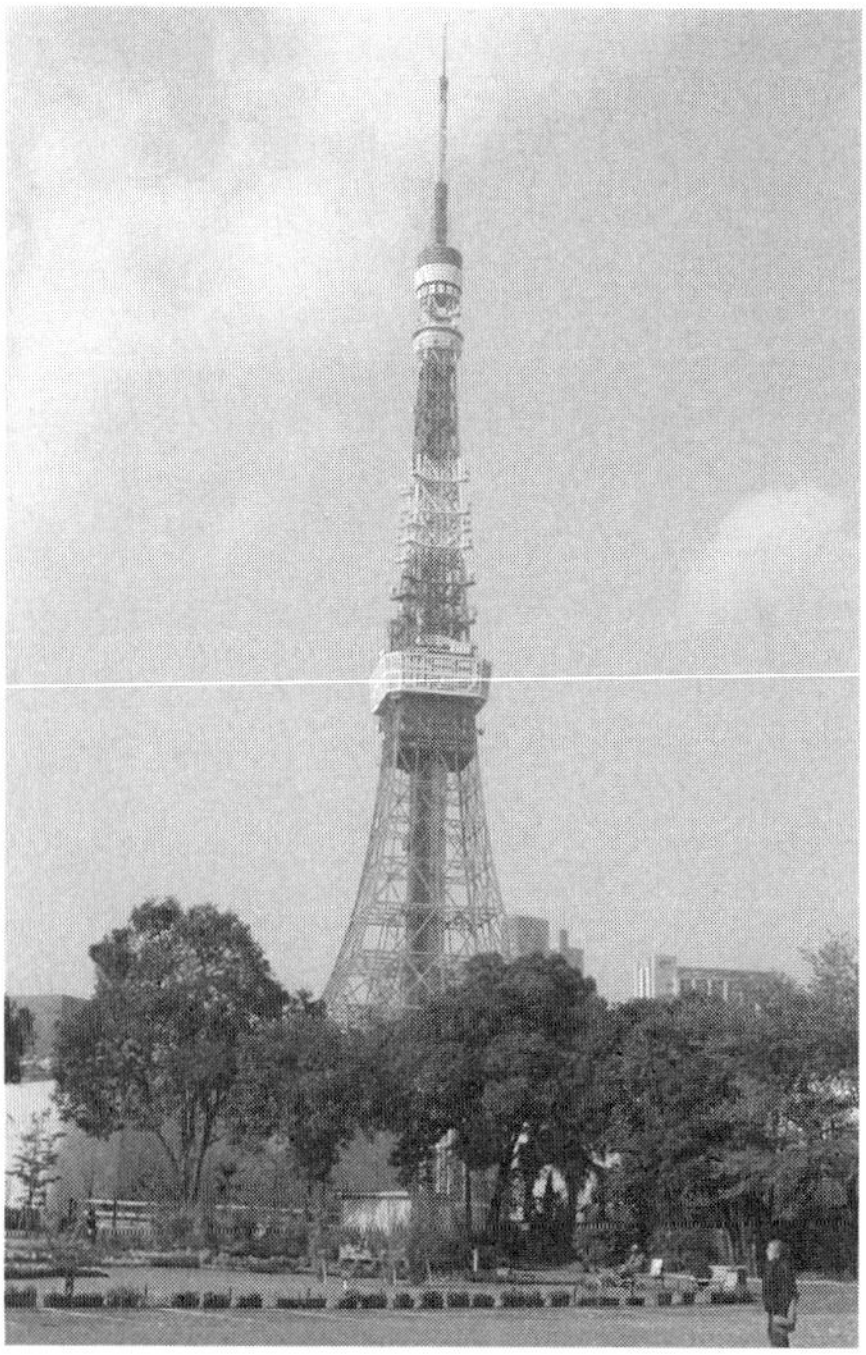

日本の電波塔の代表・東京タワー。本来の役割は電波を発信すること。

一九六四年に建てられたこのタワーは、電波塔というより、観光地として有名ですが、あらゆる電波を放出する電波塔なのです。ここにはテレビ、ラジオの放送用の電波だけでなく、警察や消防などの交信用のアンテナもあります。

さらにこの東京タワーには、二〇〇三年十二月に始まった地上デジタル放送用のアンテナも加わりました。特別展望台といわれる上層階の展望室の上に赤白のドーナツ状のものが追加されました。それが地上デジタル放送用のアンテナなのです。東京タワーにはありとあらゆるアンテナがあり、あらゆる電波が二四時間休み無く放出し続けているのです。ある市民団体の調査では、東京タワーの半径四五〇メートル以内では電力密度が一〇μW／㎠を超えるポイントがいくつかあったことが確認されました。

この電力密度一〇μW／㎠という数字は、日本の規制の範囲である一〇〇μW／㎠以下ではありますが、

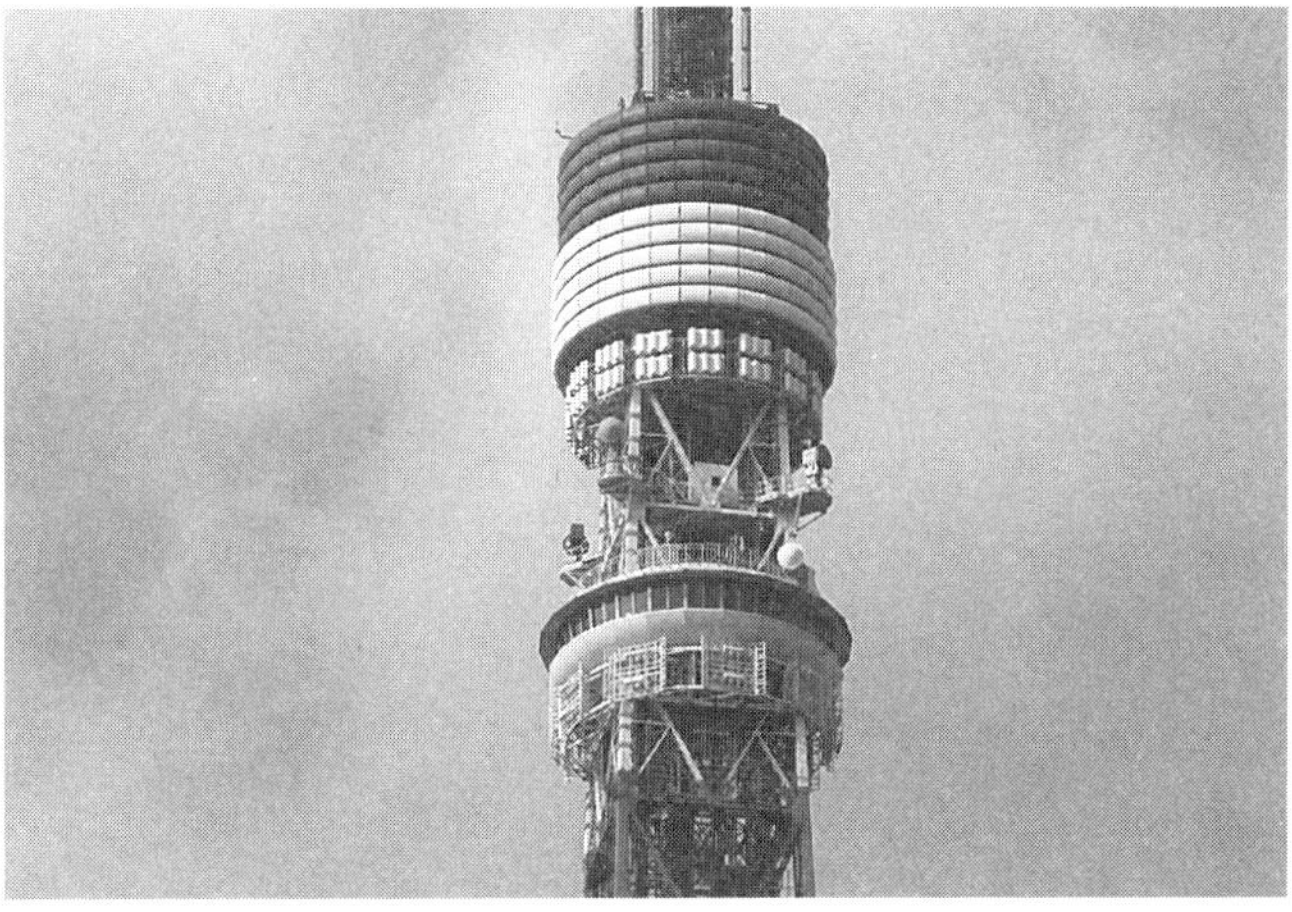

特別展望台の上にある地上デジタル放送用のアンテナ。

イタリアの基準一〇μW／㎠に照らしてみるとギリギリであり、厳しい規制をしているロシアやスイスの基準を軽く超えているのです。二〇〇〇年六月に国際会議で採択された、いわゆるザルツブルグ基準は、〇・一μW／㎠で、日本の一〇〇〇倍の厳しい基準であり、オーストラリアのウロンゴン市では〇・〇〇一μW／㎠というさらに厳しい規制をとっています。ワルウイック大学のハイランド教授によれば、理想的な電力密度は、〇・〇〇一μW／㎠以下でなければならないと主張しています。

また東京タワー周辺では強い電磁波の影響でテレビカメラが電磁干渉を受け、うまく画像を収録することができないともいわれています。

このように東京タワー周辺は、強い電磁波に曝されていることがわかります。しかし、この周辺で、オーストラリアやホノルルのような疫学調査は行われていません。それ故、東京タワーの影響による疾病の発生数や、発生率も不明なままです。

現在、関東地方の地上デジタル放送をこの東京タワーから放送していますが、電波の出力が上げられ、さらに広い範囲に電波が放出されている状態です。

さらに東京タワーでは地上デジタル放送用には限界があるとして、新たに高さ六〇〇メートル級の第二の東京タワーを建てる計画が進められいます。

二〇〇六年、最終候補地となっていた墨田区とさいたま市のうち、第二東京タワー建設地は最終的に墨田区に決定しました。観光の目玉になると、良い面だけをアピールし、そのリスクなどはほとんど知らされていません。放送タワーからの電磁波に関しては、基準以下であるということだけで、安全であるとされているようです。東京タワー周辺の疫学調査は行われておらず、その影響も安全性も確かめられてないにもかかわらず、基準以下だから安全というのでは、不安な部分が残ります。

日本の場合は、電波塔からの影響はないと考えられているのでしょうか。疫学調査は行われていませんが、ここで横浜市にある放送タワーの近くにある住宅地で起こっている出来事について紹介しましょう。

横浜市南部のＪＲ港南台駅と光洋台駅の間に広がる丘陵地帯にある住宅地を見下ろすように、放送用アンテナをはじめ、建設省緊急避難用など六基もの電波塔が建っています。また近くには送電線も走り、強力な電磁波発生源が存在する地区です。その住宅地にガン患者が多発しているというのです。それも子どもの頃からこの地区に住む四〇〜五〇代の人が多いと言います。この地区は緑豊かな自然に恵まれ

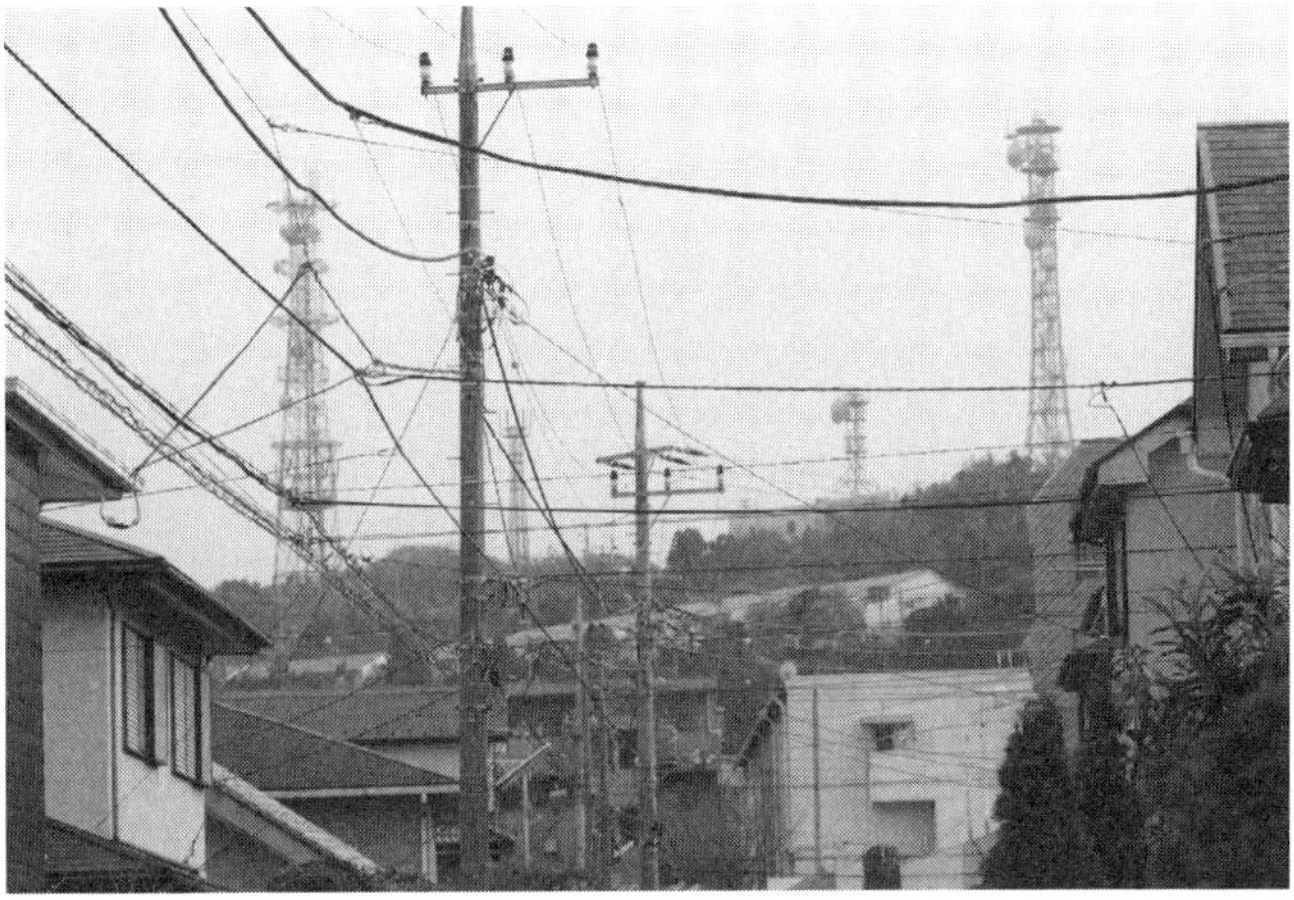

山の稜線に沿っていくつかの放送用アンテナが並んでいる。

たところでありながら、このようなリスクがあったのです。

しかし、電磁波の影響については住民は何も知らされていないのです。気が付いたらもう手遅れという残念な状態でもあるのです。しかし、今からでもできることはあります、それは電磁波について知り、そのリスクを減らすことです。

新東京タワーと地上デジタル放送

地上デジタル放送が始まり、二〇一一年には今のアナログ放送が終了します。新しいテクノロジーは大きな夢をもたらしてくれますが、こと地上デジタル放送と新東京タワーには、多くの問題が含まれています。

デジタル波は、すでに携帯電話で使われていますが、パルス波という方式を使います。パルス波は人間がつくり出したもので、人類がこれまで経験しなかった電波です。非常に高密度な電波で強いパワーを持っています。電界強度は小さく測定されるため、電磁波が弱くなると捉えられる可能性もあります。しかし、密度が濃いため潜在的なパワーは強いことには変わりはありません。それと、先にも触れましたが、人類は経験したことがないので、その影響は全く不明です。

携帯電話の基地局に加え、今度は放送の電波塔から、このデジタルのパルス波が発せられることになるのです。現在東京タワー、愛知の瀬戸デジタルタワー、大阪の生駒山などからデジタル放送が行われています。その中で、首都圏には、東京タワーに変わる、新しいタワーが必要だとして、その候補地も絞られ新東京タワーを建てることは、もう決まったことのような動きがあります。

首都圏の地上デジタル放送は、現在港区にある東京タワーから行われています。それも北は宇都宮、南は伊豆諸島までをカバーしています。これだけの地域をカバーしているのなら、もっとタワーを高くして遠くに飛ばす必要はあるとは思えません。新東京タワー建設の目的は、自動車や携帯電話向けの移動中でもテレビが見られるモバイル放送のために必要であるとしているのです。

デジタルの電波は直進制が強く、高層ビルが多い都心では、歩いている人や、地上を走る車に電波が届きにくいというのです。そのため、障害がない、より高い所から電波を送りたいというのが、新東京タワーの目的のようです。

しかし、モバイル状態でテレビを見る人が、どれくらいいるのかとても疑問が残ります。そんなことだけのために六〇〇メートルものタワーを、莫大な費用を掛けて建設する必要があるのかとも思えます。それに第一の候補となっている墨田区の住民は、そんなタワーができることを、あまり知らないようでもあります。

また、建設が予定されている押上地区は、かつては海であり、潮が押し上げてくるというところから名付けられた地名の通り、地盤の緩いところです。それを見越してもっと深い固い地盤に基礎を作ると考えているようですが、それにしても不安です。

まずは、東京タワー周辺の疫学調査を行い、問題がないかどうかを確かめてから建設の計画を立てるべきでしょう。

候補地に決まった墨田区押上はかつて東武鉄道の車両基地がありました。基地の周辺は民家が多くあり、住宅地となっています。高層ビルがある現在の東京タワーのある地と比較すると、その違いはよくわかります。つまり、新しくタワーが建てられる周辺には多くの人が住んでいて、タワーの影響が広く及ぼされるのです。カナダ・トロントのCNタワー（高さ五五三メートル）も電波塔として世界一の高さがあり、五五三メートルと、三三八メートルのところにアンテナがあり、電波が発信されています。しかしCNタワーは、商業地区にあり、周りには住宅地はなく、オフィスビルばかりです。つまりタワーの近くには住宅地がないため、周辺住民への影響はあまりないのです。だから人の住む地の近くにはタワーは建てるべきではないのです。では遠く離れていればよいかというと、そうともいえません。

それは地上デジタル放送が数々の問題を抱えているからです。

二〇一一年に現在の地上アナログ放送は終了し、デジタル放送になります。つまり今までのテレビでは放送を見ることができなくなるのです。二〇一一年にテレビを見るためには地上デジタル放送対応のテレビか、チューナーを接続しなければなりません。テレビにしてもチューナーにしても買い換えとなるとかなりの負担になります。「いずれ価格を抑えた商品を発売する」とメーカーはいいますが、新しく買わなければならないことに変わりありません。今は高齢社会にあり、年金生活者が増えていく中、その年金からテレビを買うお金を捻出しなければならないのです。

新東京タワーを建設する費用は、東武鉄道が五〇〇億円程度を負担するとしています。東武鉄道は二〇〇五年三月、伊勢崎線竹ノ塚駅踏切で手動による開閉で事故を起こしました。この踏切は待ち時間が長いため、担当者の判断で開け閉めをしていたのですが、ミスにより電車が接近しているのに遮断機を開けてしまいました。その後、この踏切は自動化されましたが、踏切を利用する人は、「これでまた待ち時間が長くなる」という声もあり、利用者からは立体化が望まれています。こういうところに先にお金を使うべきではないかと考えられます。

日本中には一〇〇を超えるタワーがありますが、タワーを目的に人が集まっているか他の例を見れば明らかです。もしタワーができたおかげで人が押し掛けるようになれば、今度は、いわゆる、墨田区の場合は、下町の風景が一変してしまいます。この周辺に住む人は静かな日常がなくなる可能性さえあります。そして二四時間休むことなく発生するデジタルの電波。さまざまな問題が解決されないまま、動き始めようとする新東京タワーは、本当に必要なのでしょうか。

私たち電磁波問題市民研究会では、電波を管理する総務省、墨田区、東武鉄道に新東京タワーに関しての要望書を提出し、交渉を行っています。このまま何もしないでいると、当たり前のように新東京タワーが〝問題なく〟建ってしまいます。出来てからでは遅いのです。何かアクションを起こさなければならないのです。

4　マスメディアの対応はどうなっているのか

メドウ通りの悲劇は、まさに悲劇の始まりだった

電磁波についての情報は海外ではあらゆるメディアで取り上げられています。特にヨーロッパでは環境に関することに市民も関心が高く、それに呼応してメディアも環境に関しての情報を紹介します。外国のメディアは悪いことがあればそれを白日の下に晒し糾弾する役割を果たしています。

海外で電磁波の問題が大きく注目を集めるようになったのは、メディアが大きな役割を果たしているからです。一九九〇年コネチカット州の変電所と、その変電所から伸びる送電線が数多くある二〇〇メートルのメドウ通りで九軒に脳腫瘍、悪性腫瘍などが多発したことが『ニューヨーカー』に「メドウ通りの悲劇」として掲載されました。この記事は大きな反響を呼びました。

日本でも一九九五年、テレビ朝日系の『ザ・スクープ』で電磁波問題を扱いました。が、その後、

電磁波については、ときどきしか目にしなくなりました。

新聞については大きく扱われたものは、〇二年六月三日付けの『朝日新聞』で、東北大学本堂毅助手が日本物理学会の論文誌に発表した論文です。それは、列車の中での複数の携帯電話を同時に使用すると、金属でできた車両は電磁波が漏れにくいため、電磁波が重なって反射し合い、電磁波密度が国際的な安全基準値を大幅に越えるとしたものです。

また同じく『朝日新聞』の〇二年八月二十四日付けのトップ記事で、国立環境研究所などによる全国疫学調査の結果、送電線や電気製品から出る極低周波の電磁波が〇・四μT（四mG）以上になると小児白血病の発症率が二倍以上になるとした記事です。

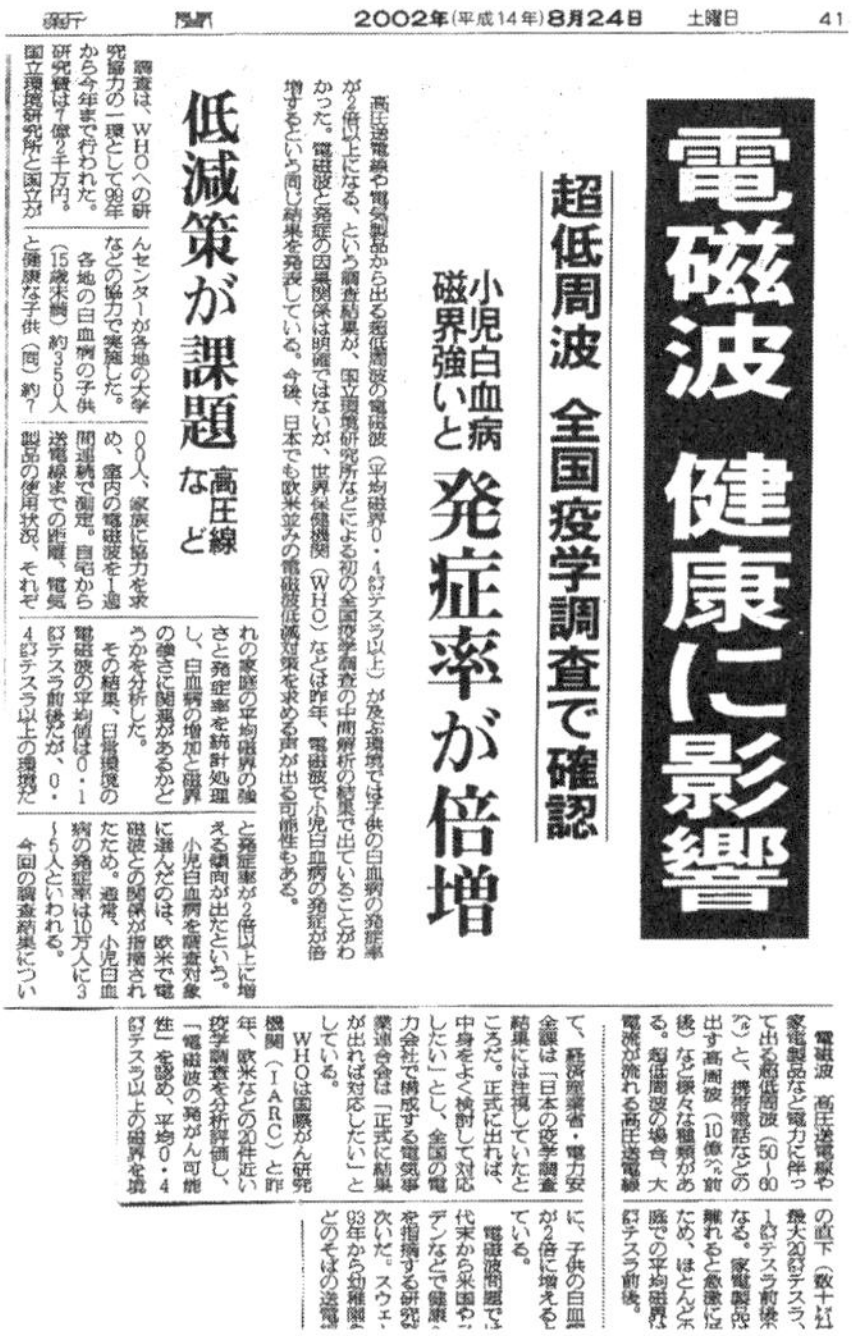

2002年（平成14年）8月24日　土曜日　41

電磁波　健康に影響

超低周波　全国疫学調査で確認

小児白血病　磁界強いと　発症率が倍増

高圧送電線や電気製品から出る超低周波の電磁波（平均磁界0・4マイクロテスラ以上）が及ぶ環境では子供の白血病の発症率が2倍以上になる、という調査結果が、国立環境研究所などによる初の全国疫学調査の中間解析の結果で出ていることがわかった。電磁波と発症の因果関係は明確ではないが、世界保健機関（WHO）などは昨年、電磁波で小児白血病の発症が倍増するという同じ結果を発表している。今後、日本でも欧米並みの電磁波低減対策を求める声が出る可能性もある。

低減策が課題　高圧線など

調査は、WHOへの研究協力の一環として98年から今年まで行われた。研究費は7億2千万円。国立環境研究所と国立がんセンターが各地の大学などの協力で実施した。

各地の白血病の子供（15歳未満）約350人と健康な子供（同）約700人、家族に協力を求め、室内の電磁波を1週間連続で測定。自宅から送電線までの距離、電気製品の使用状況、それぞれの家庭の平均磁界の強さと発症率を統計処理し、白血病の増加と磁界の強さに関連があるかどうかを分析した。

その結果、日常環境の電磁波の平均値は0・1マイクロテスラ前後だが、0・4マイクロテスラ以上の環境だと発症率が2倍以上に増える傾向が出たという。

小児白血病を調査対象に選んだのは、欧米で電磁波との関係が指摘されたため。通常、小児白血病の発症率は10万人に3～5人といわれる。

今回の調査結果について、経済産業省・電力安全課は「日本の疫学調査結果には注視していたところだ。正式に出れば、中身をよく検討して対応したい」とし、全国の電力会社で構成する電気事業連合会は「正式に結果が出れば対応したい」としている。

WHOは国際がん研究機関（IARC）と昨年、欧米などの20件近い疫学調査を分析評価し、「電磁波の発がん可能性」を認め、平均0・4マイクロテスラ以上の磁界を境に、子供の白血病が2倍に増えるとしている。

電磁波問題では…代末から米国や…デンなどで健康…を指摘する研究が…次いだ。スウェ…93年から幼稚園…どのそばの送電…

電磁波　高圧送電線や家電製品など電力に伴って出る超低周波（50～60ヘルツ）と、携帯電話などの出す高周波（10億ヘルツ前後）など様々な種類がある。超低周波の場合、大電流が流れる高圧送電線の直下（数十メートル）最大20マイクロテスラ、1マイクロテスラ前後になる。家電製品は離れると急激に…ため、ほとんど…庭での平均磁界は…マイクロテスラ前後。

02年8月24日付け
朝日新聞の記事

もしやそれは電磁波過敏症？　電磁波過敏症という言葉がメディアで取り上げられる

微弱な電磁波にも反応してしまい、生活が脅かされている電磁波過敏症の人がいます。電磁波過敏症は病気として認められていませんが、そういう症状の人は確実にいます。しかし、医者の間でも電磁波過敏症については知られておらず、ただのノイローゼと診断するケースが多いようです。そんな中、〇三年八月二十一日の『朝日新聞』は、「もしやそれは電磁波過敏症？　診断に新たな手がかり」というタイトルの記事を掲載しました。これは三〇代の女性が突然、体調不良を訴え、暮らしているマンションの屋上の携帯電話中継局からの電磁波の影響ではないかと考え、試しにそこを離れて暮らすと体調は快復し、戻ると悪化するというケースを紹介し、その女性は近くの病院に行ったが取り合ってもらえず、結果、北里大学病院の坂部貢先生を訪ねるという出来事を紹介しています。

その上で坂部先生にインタビューをし、「自覚症状を訴える人を調べると、眼球が滑らかに動かない、瞳孔の調節がうまくできないなど中枢神経や自律神経の機能に障害が起きている割合が高く、ごく微量の化学物質で症状が出る〝化学物質過敏症〟と共通点が多い」というコメントも同時に紹介しています。

この記事は、一大メディアが電磁波過敏症という言葉を大きく、そして冷静に取り上げた点で注目されました。これまで電磁波や電磁波過敏症にほとんど口をつぐんでいたマスコミが、大きなスペースを割き、事実として掲載したのです。これを機に電磁波や電磁波過敏症に大きな注目が集まると考えられましたが、しかしながら単発の記事として、その後は、大きく取り上げられることはありませんでした。でも、電磁波、電磁波過敏症について掲載する可能性を感じさせる記事ではありました。

やっとメディアもWHOの動きを伝えるようになった

二〇〇三年には、これまであまり扱われることのなかったWHOの電磁波に対する考えや行動などについて、『読売新聞』が二〇〇三年十一月十二日付けの朝刊で紹介しました。「電磁波と発ガン性。WHOが来年にも指針。冷静に健康リスク評価を」という見出しの記事で、WHOの国際

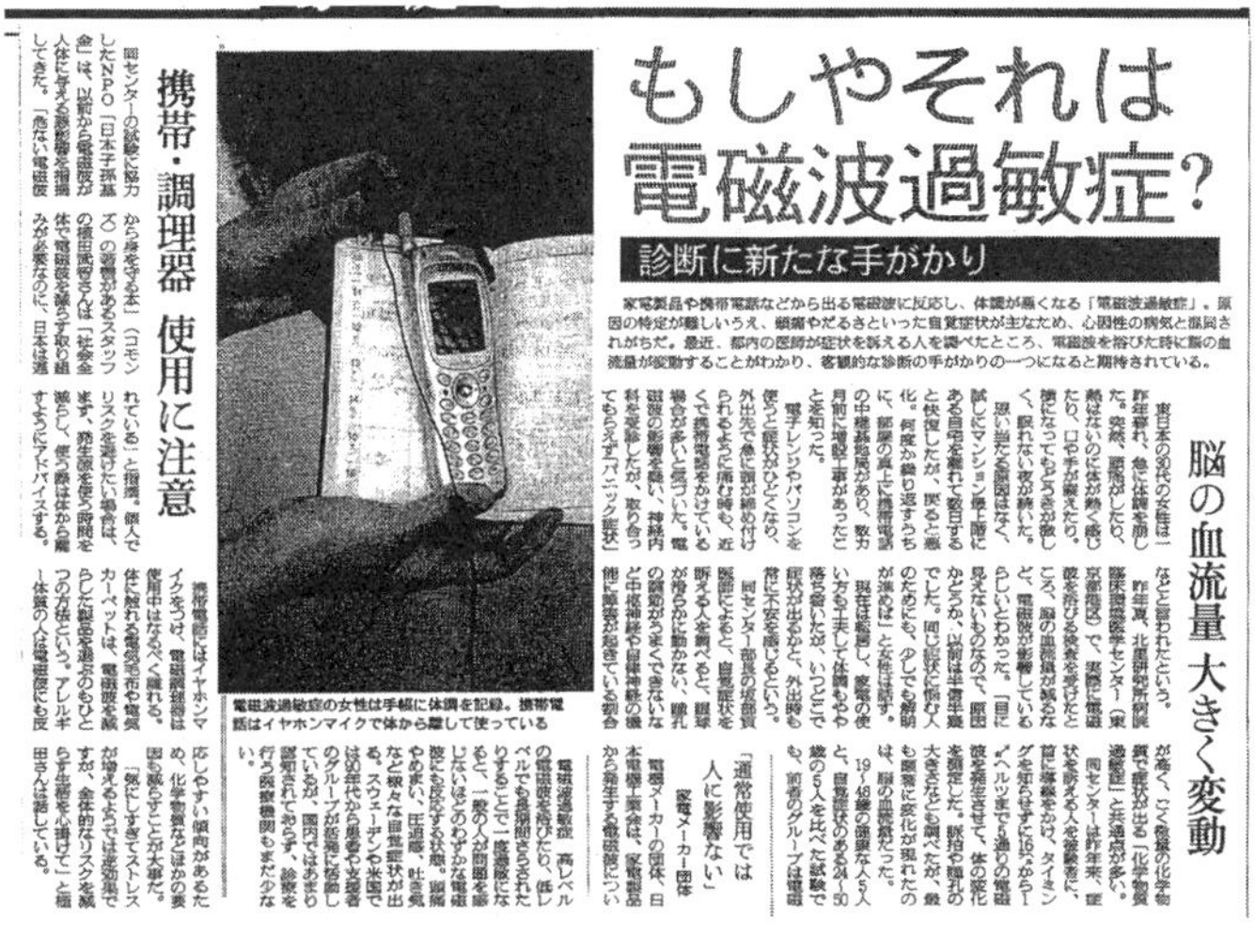

もしやそれは電磁波過敏症？

診断に新たな手がかり

家電製品や携帯電話などから出る電磁波に反応し、体調が悪くなる「電磁波過敏症」。原因の特定が難しいうえ、頭痛やだるさといった自覚症状が主なため、心因性の病気と誤解されがちだ。最近、都内の医師が症状を訴える人を調べたところ、電磁波を浴びた時に脳の血流量が変動することがわかり、客観的な診断の手がかりの一つになると期待されている。

脳の血流量 大きく変動

「通常使用では人に影響ない」

家電メーカー団体

携帯・調理器 使用に注意

電磁波過敏症の女性は手帳に体調を記録。携帯電話はイヤホンマイクで体から離して使っている

03年8月21日付け朝日新聞の記事

電磁界プロジェクトについて記述しています。この記事では国際電磁界プロジェクトは九六年から一〇年計画で行われ、日本を含む六〇カ国の研究者や研究機関が参加する一大プロジェクトであることと、「WHOは『政府と産業界は最新の科学情報を把握し、潜在的なリスクを社会に知らせると共に、適切な対処方法も提供すべきだ』と指摘している」とWHOの見解も紹介しています。そして記事は「国内の電磁波を巡る論争はこれまで、『安全か、危険か』という単純な議論にとどまっていた。しかし、子どもの健康にかかわる問題だけに、不確実性を含んだ超低周波のリスクにどう対応すべきなのか、議論を一歩前へ進める時期に来ている」と結び、電磁波についての議論を本格化すべきという意見を伝え、読者に電磁波について考えるよう促しているともいえます。

この記事は内容的には不正確な部分も多いのですが、日本のメディアもやっとWHOの動きを伝えるようになった点と、このプロジェクトに日本も参加していることを伝える重要な意味を持つ記事といえます。

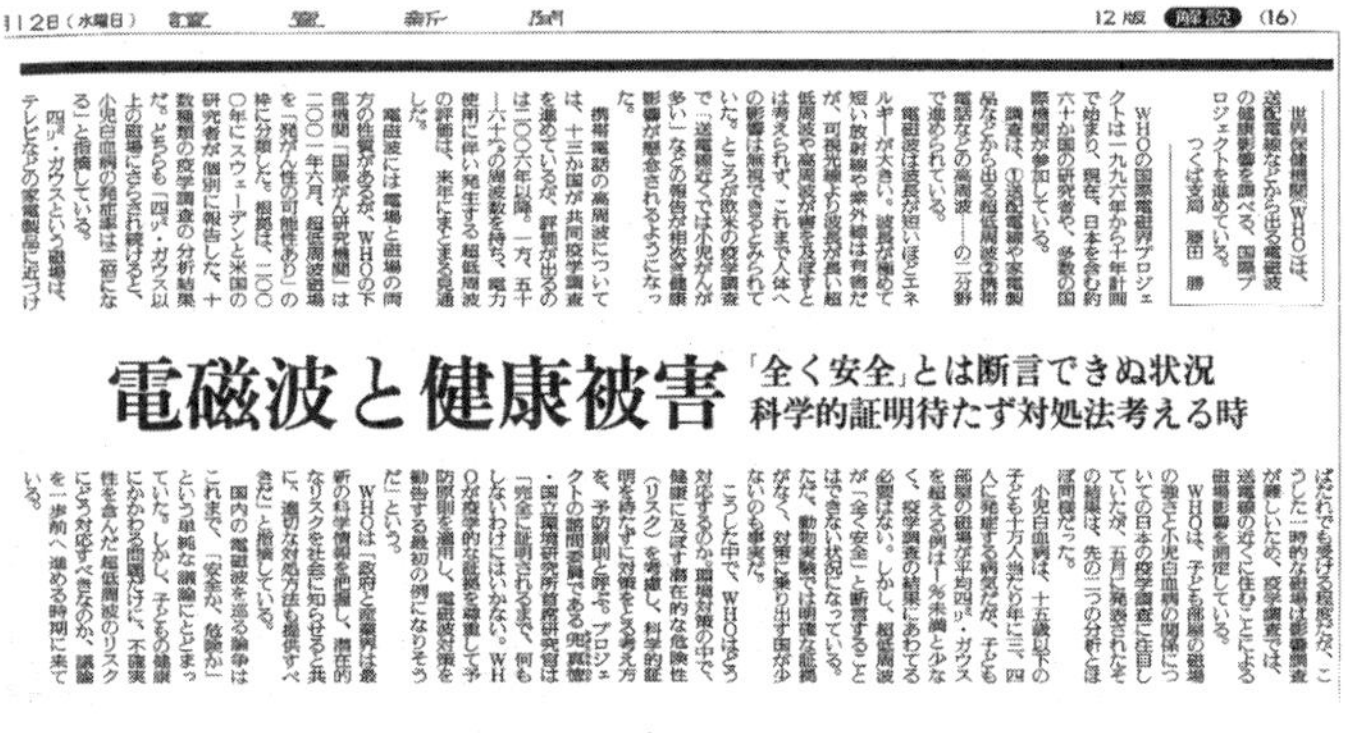

月12日（水曜日）　読売新聞　12版　解説　(16)

電磁波と健康被害

「全く安全」とは断言できぬ状況　科学的証明待たず対処法考える時

世界保健機関（WHO）は、送配電線などから出る電磁波の健康影響を調べる、国際プロジェクトを進めている。

つくば支局　藤田　勝

WHOの国際電磁界プロジェクトは一九九六年から十年計画で始まり、現在、日本を含む約六十か国の研究者や、多数の国際機関が参加している。

調査は、①送配電線や家電製品などから出る超低周波②携帯電話などの高周波――の二分野で進められている。

電磁波は波長が短いほどエネルギーが大きい。波長が極めて短い放射線や紫外線は有害だが、可視光線より波長が長い超低周波や高周波が害を及ぼすとは考えられず、これまで人体への影響は無視できるとみられていた。ところが欧米の疫学調査で「送電線近くでは小児がんが多い」などの報告が相次ぎ健康影響が懸念されるようになった。

携帯電話の高周波については、十三か国が共同疫学調査を進めているが、評価が出るのは二〇〇六年以降。一方、五十～六十ヘルツの周波数を持ち、電力使用に伴い発生する超低周波の評価は、来年にまとまる見通しだ。

電磁波には電場と磁場の両方の性質があるが、WHOの下部機関「国際がん研究機関」は二〇〇一年六月、超低周波磁場を「発がん性の可能性あり」の枠に分類した。根拠は、二〇〇〇年にスウェーデンと米国の研究者が個別に報告した、十数種類の疫学調査の分析結果だ。どちらも「四ミリ・ガウス以上の磁場にさらされ続けると、小児白血病の発症率は二倍になる」と指摘している。

四ミリ・ガウスという磁場は、テレビなどの家電製品に近づけばだれでも受ける程度だが、こうした一時的な被曝は影響調査が難しいため、疫学調査では、送電線の近くに住むことによる磁場影響を測定している。

WHOは、子ども部屋の磁場の強さと小児白血病の関係についての日本の疫学調査に注目していたが、五月に発表されたその結果は、先の二つの分析とほぼ同様だった。

小児白血病は、十五歳以下の子ども十万人当たり年に三、四人に発症する病気だが、子ども部屋の磁場が平均四ミリ・ガウスを超える例は一％未満と少なく、疫学調査の結果にあわてる必要はない。しかし、超低周波が「全く安全」と断言することはできない状況になっている。ただ、動物実験では明確な結果がなく、対策に乗り出す国が少ないのも事実だ。

こうした中で、WHOはどう対応するのか。環境対策の中で、健康に及ぼす潜在的な危険性（リスク）を考慮し、科学的証明を待たずに対策をとる考え方を、予防原則と呼ぶ。プロジェクトの諮問委員である兜真徳・国立環境研究所首席研究官は「完全に証明されるまで、何もしないわけにはいかない。WHOが疫学的な証拠を尊重して予防原則を適用し、電磁波対策を勧告する最初の例になりそうだ」という。

WHOは「政府と産業界は最新の科学情報を把握し、潜在的なリスクを社会に知らせると共に、適切な対処方法も提供すべきだ」と指摘している。

国内の電磁波を巡る論争はこれまで、「安全か、危険か」という単純な議論にとどまっていた。しかし、子どもの健康にかかわる問題だけに、不確実性を含んだ超低周波のリスクにどう対応すべきなのか、議論を一歩前へ進める時期に来ている。

03年11月12日付け読売新聞の記事

「予防原則」の確立を急げと『毎日新聞』の主張

日本のメディアが電磁波について記事にするのは、海外に比べると小さい、少ないと言わざるを得ません。そんな中、〇五年三月二十七日付けの『毎日新聞』（大阪本社版）は一面トップで「第三世代携帯電話　基地局周辺で『健康被害』」の見出しで大きく紹介しています。

記事によると第三世代携帯電話の基地局が急増し、健康への影響を心配する住民との間でトラブルが全国で二〇〇件以上起きている事実と、電磁波問題に取り組む京都弁護士会がプロジェクトチームを作り、基地局の設置場所の規制や住民への説明会を義務づけるよう国に提言を求める要望書を日本弁護士会に提出することなどの記述があります。

同日付けの新聞では「エンジンのような低温が頭の中で二四時間響き、まともに眠れない」と実際に被害を訴えた仙台市の元会社員の話や、「自宅から約二五〇メートル先に基地局が設置されて二年目以降、頭痛や食欲不振に悩まされた。妻や二人の子どもも体調が優れず、昨年転居したところ、症状が改善した」という長野県の男性の状況、そして「現在の科学的知見では今の規制で適切。心配なら子どもの寝る場所を電磁波の届きにくい場所にするなど、各個人が対策を取るのが適当」という総務省のコメントと共に当会・電磁波問題市民研究会の「住民は電磁波にさらされ続け、深刻な被害が出たころには手遅れになりかねない」というコメントを掲載しています。

さらに同日に紙面で『毎日新聞』の意見を主張する「記者の目」のコーナーでも携帯電話基地局について記述をしています。ここでは千葉修平記者が署名入りで、基地局取材を始めた頃の考え、総務省の見解への疑問などから始まり、取材の過程で海外の基地局から発信されるマイクロ波についての研究、そして日本の現状を紹介し、予防原則の視点に立つことが必要だと結んでいます。

　この記事は、さまざまな視点と丁寧な取材の上に成り立っていて、携帯基地局とその基地局からのマイクロ波によって悩まされている住民などの状況がよく調べられており、それだけでも注目できる記事ですが、中でも特筆すべきは、〝予防原則の確立を急げ〟としているところです。記事の中にもありますが、「公害や薬害、環境ホルモン（内分泌かく

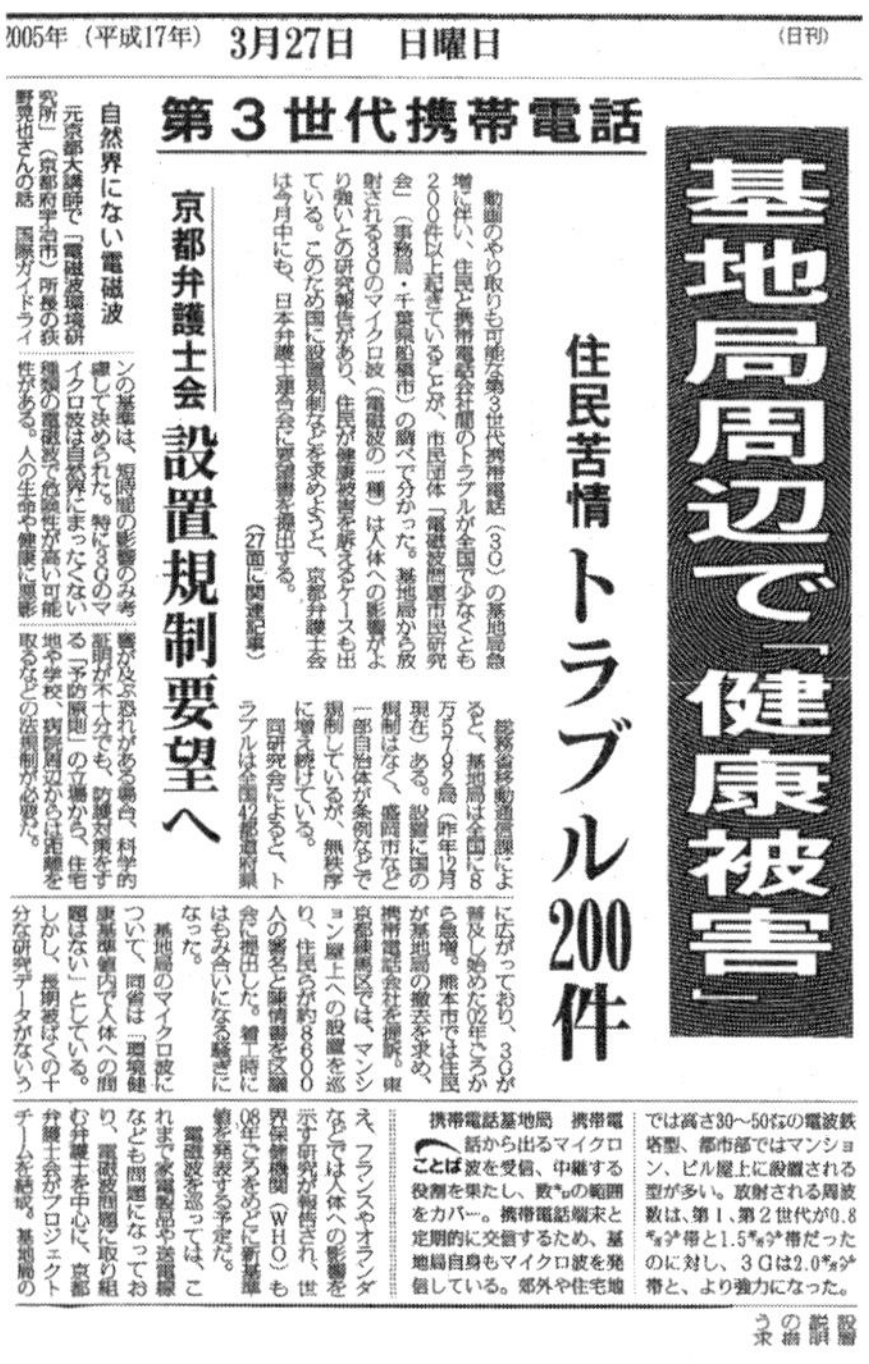

2005年（平成17年）　3月27日　日曜日　（日刊）

第３世代携帯電話

基地局周辺で「健康被害」

住民苦情　トラブル200件

京都弁護士会　設置規制要望へ

動画のやり取りも可能な第3世代携帯電話（3G）の基地局急増に伴い、住民と携帯電話会社間のトラブルが全国で少なくとも200件以上起きていることが、市民団体「電磁波問題市民研究会」（事務局・千葉県船橋市）の調べで分かった。基地局から放射される3Gのマイクロ波（電磁波の一種）は人体への影響がより強いとの研究報告があり、住民が健康被害を訴えるケースも出ている。このため国に設置規制などを求めようと、京都弁護士会は今月中にも、日本弁護士連合会に要望書を提出する。

（27面に関連記事）

総務省移動通信課によると、基地局は全国に8万5792局（昨年12月現在）ある。設置に国の規制はなく、盛岡市など一部自治体が条例などで規制しているが、無秩序に増え続けている。

同研究会によると、トラブルは全国42都道府県に広がっており、3Gが普及し始めた02年ごろから急増。熊本市では住民が基地局の撤去を求め、携帯電話会社を提訴。東京都練馬区では、マンション屋上への設置を巡り、住民らが約8600人の署名と陳情書を区議会に提出した。着工時にはもみ合いになる騒ぎになった。

基地局のマイクロ波について、同省は「環境健康基準値内で人体への問題はない」としている。しかし、長期被ばくの十分な研究データがないうえ、フランスやオランダなどでは人体への影響を示す研究が報告され、世界保健機関（WHO）も08年ごろをめどに新基準を発表する予定だ。

電磁波を巡っては、これまで家電製品や送電線なども問題になっており、電磁波問題に取り組む弁護士を中心に、京都弁護士会がプロジェクトチームを結成。基地局の

自然界にない電磁波

元京都大講師で「電磁波環境研究所」（京都府宇治市）所長の荻野晃也さんの話　国際ガイドラインの基準は、短時間の影響のみ考慮して決められた。特に3Gのマイクロ波は自然界にまったくない種類の電磁波で危険性が高い可能性がある。人の生命や健康に悪影響が及ぶ恐れがある場合、科学的証明が不十分でも、防護対策をする「予防原則」の立場から、住宅地や学校、病院周辺からは距離を取るなどの法規制が必要だ。

ことば　携帯電話基地局　携帯電話から出るマイクロ波を受信、中継する役割を果たし、数㌔の範囲をカバー。携帯電話端末と定期的に交信するため、基地局自身もマイクロ波を発信している。郊外や住宅地では高さ30〜50㍍の電波鉄塔型、都市部ではマンション、ビル屋上に設置される型が多い。放射される周波数は、第1、第2世代が0.8ギガヘルツ帯と1.5ギガヘルツ帯だったのに対し、3Gは2.0ギガヘルツ帯と、より強力になった。

05年3月27日付け
毎日新聞の記事

乱物質）問題など、科学的に不確実な「グレーゾーン」の分野を巡り、今後も同様のトラブルが起きるだろう。予防原則の確立は、二一世紀に私たちが目指すべき『持続可能な発展』に大きな意味を持つ」と書いている点です。電磁波に関する問題は、この最後の文章に集約されているとも言えます。

このように紹介すると、日本のメディアも電磁波についていろいろと取り上げていると感じるかもしれません。しかし、これは電磁波に関するものをかき集めた結果であって、決して大きく扱われているのではありません。しかし、メディアも少しずつではありますが、注目し始めています。でもやはり、他の環境に関する情報、例えばダイオキシンやアスベストなどに比べるとほんのわずかでしかないのです。

一方、ヨーロッパでは電磁波問題は市民の大きな関心事であり、大きなメディアが大々的に紹介し、広く情報が行き届いています。それゆえ市民も電磁波について考え、あらゆる対処法を検討しています。同時に行政も市民の安全のために対策を立てるのです。

私たちは電磁波を他人事と捉えず、ＡＬＡＲＡ（アララ＝As Low As Reasonably Achievable＝合理的に到達可能でできる限り低く）原則に基づく、予防原則（the precautionary principle）を基本にすべきであると考えています。その考えのもと、これからのメディアの動きもこれまで以上に注目すべき時期にきているのです。

第六章　電磁波過敏症とは

Chapter 6

電磁波過敏症のはじまり

現代社会においては、多くの人が、多かれ少なかれ自分が何らかの病気であるかもしれないと心配し、あるいは、何らかの体の不調を訴えているのが実情ではないでしょうか。社会の成り立ちが肉体的に無理を強い、めまぐるしく変化する社会構造が、精神的ストレスを生み出しているからでしょう。かといって、それらをすべて放棄できないというジレンマが、またストレスに追いうちをかけています。

社会が複雑になっているにもかかわらず、さらに私たちを悩ませるものに、過度なエレクトロニクス社会があるのではないでしょうか。家庭や、オフィスには数多くのエレクトロニクス機器が溢れています。特にオフィスではコンピュータが付けっぱなしになっており、一日中コンピュータに向かい合って仕事をしている人も珍しくありません。

最近、次のような体の不調を訴える人が増えています。「一日中コンピュータに向かって仕事をし、退社時間頃になると頭が重くなっている」「目がずきずきしてくる」や「コンピュータの近くにいるだけで気分が悪くなる」などいろいろな症状を訴える人がいます。はじめは体がちょっとよくないという程度かもしれませんが、その症状はどんどん深刻になり、ついには、コンピュータの近くにいられないとか、側にいるだけでイライラする、吐き気がするなど、ちょっと体調が悪いなどとはいっていられない状況に陥っています。

これらの人々は、パソコンなどから放出される電磁波にさらされ続け、電磁波過敏症になってしまった可能性が考えられます。

そんな症状を訴える人は、オフィスでパソコンに囲まれている人だけではありません。エレクトロニクスとは縁遠いと思われる大工さんの中で、体調の不良を訴え、ついには入院してしまうケースもあるというのです。さらに、数年前都心のマンションに引っ越したのだが、ここ最近一日中頭が重い、夜になると体中がぴりぴりするなど、一見電気機器とは関係なさそうな人まで、電磁波過敏症の疑いが考えられます。

これは一体どういうことでしょうか。

電磁波過敏症とはどんなもの

自分の身の回りから発生する電磁波により、体調の不良を訴える人が増えています。それは化学物質に過敏に反応する人たちを化学物質過敏症を呼ぶように、電磁波過敏症と呼んでいます。

電磁波過敏症の詳しい原因などについては解明されていません。電磁波過敏症は一時的に強く、あるいは弱い電磁波を長期にわたって浴び続けることにより、引き起こされる症状であると考えられています。電磁波過敏症とはアメリカの医師、ウイリアム・レイ博士により命名されたものです。ウイリアム・レイ博士も、自身が化学物質過敏症であり、一九七一年には「ダラス環境健康センター」を設立し、当初、化学物質過敏症を、そして一九八〇年から電磁波過敏症などのケアにあたっています。

七〇～八〇年代のダラスといえば、高層ビルが次々と建ち、高速道路が何本も交差する街に変貌していった時期です。そういう時代背景があったかどうかはわかりませんが、急激な都市化に伴い、クルマが増え環境が変わり、人々に少なからぬ影響を与えたのも事実です。

電磁波過敏症は、人によってその症状も大きく変わってきます。一つひとつその症状を上げていくと、頭痛、吐き気、過度な疲労症状、めまい、動悸、痰が出る、不眠症、記憶力低下、皮膚がちくちくする、ひりひりする、ぴりぴりする、物忘れがひどくなった、手足がしびれる、内臓に圧迫感がある、むくむ、耳鳴りがする、不定愁訴、不快感、自律神経失調症、筋肉や関節の痛み、不整脈、光をまぶしく感じるようになった、気分がすぐれない、のどが痛い、頭が重い、著しく体重が減っている――などがあり、ひどい時は気を失ったり、発作を起こしたりすることもあるようです。

このように電磁波過敏症には、これだけ多くの症状があります。しかしこれですべてではありません。電磁波過敏症は、人によってまったく異なり、風邪のように咳が出る、熱が出るなどわかりやすい症状がないところに電磁波過敏症のやっかいなところがあります。なんとなく体調がよくないという場合も実は、電磁波過敏症という可能性もあります。実は、その要因は身近なところにあるのかもしれません。

症状もまちまちで、原因が不明という点が電磁波過敏症の難しいところです。先の大工さんの場合、一日中パソコンに向かっているわけではありません。また都心のマンションに引っ越した人もどちらかといえば自然が好きで、無農薬野菜などを選んで食事にも気をつけていた方です。

この大工さんの場合は、実はいつも使っている電動工具が原因ではないかと考えられます。のこぎり、かんな、ねじ回し、かなづち、すべて電気で動くものばかり使っていました。昔のように手でのこぎりを引いたり、釘を打ったりすることは、ほとんどありませんでした。そうすると大工さんは、一日中これらの電動工具から発生する強力な電磁波にさらされ、その振動を体に感じて仕事をしていることになるのです。さらに建材にはシックハウスの要因とも考えられているホルムアヒデヒドなど、化学薬品が使用されていて、化学物質過敏症の可能性もあります。

一見、電磁波とは無縁のような仕事の現場でも、このように電磁波過敏症の危険性は高く、電磁波過敏症で悩んでいる人が増えています。

次に都心のマンションに引っ越してきた人の場合を紹介しましょう。彼らが選んだのは、最近増え始めた高速インターネットが使え、オール電化のハイテクマンションです。表からは見えませんが、マンションには電気の配線が行き渡り、どこからでもインターネットに接続できる無線LANの設備も備えてあります。そしてキッチンには、火を使わない、〝清潔で安全〟といわれている電磁調理器がありました。さらこのマンションの地下には、マンション全棟に電気を送るための巨大な変電設備があったのです。実はこのマンションには、強力な電磁波の発生源が、これでもかというぐらい、とりそろえた、いわば見本のようなところだったのです。これでおかしくならない方が、実はおかしいといえるかもしれません。しかし、このようなマンションは特別なものではないのです。

では実際、電磁波過敏症になってしまった田中健二（仮名）さんに、電磁波過敏症になった経緯と、今の対処などの話を聞いてみましょう。

「こうしてお話ししている時も頭が重く、おまけにピリピリするんです。すぐそこにある大きなコピー機とコンピュータのスイッチが入っていますね。この症状に慣れてしまったのですが、昔はこういう場所は耐えられなかったですよ。今では、電磁波過敏症とか、化学物質過敏症とかいってますけど、実ははじめは何がなんだかわからなかったんです。朝起きてテレビを見ていると、頭がズキズキするし、電車に乗ると吐き気がする。変な病気に冒されてしまったと思いました。

でも今は、その原因が電磁波であり、化学物質であることがわかっているから、どう対処すればよいかがわかるからよいけど、自分の体調不良の原因がわからないうちはとても悩みました。周りから変人扱いされましたね。自分でどうしたらいいのかわからないから、わらをも摑む思いで、体にいいといわれているものはどんなものでも試してみました。民間療法的なものから、おまじないのようなものまで。でも残念ながらどれもよい方向にむかいませんでした。

そこでもうどうにでもなれと開きなおって、自分自身を客観的に見つめ直してみたのです。そんなときに目にしたのが電磁波に関する本でした。その本をよく読んでみると、どうやら自分は、電磁波や化学物質に反応しているのではとわかったのです。それからいろいろ調べて、自分の身の回りから電磁波の発生するものを遠ざけていきました。さらに同様に化学物質のものも避けるようにしました。そうすると体調が少しよくなったんです」

　電磁波過敏症になってしまった田中さんがいうには、まず自分を客観的に見つめることが大切だそうです。

　田中さんのようにはじめは、自分の体調の悪さが何が原因によって起こるのかが分からない人が多いのです。医者に行ったところで、ウイルスによって体調の悪さが引き起こされるわけでないので、原因は分からず、そして外出すると途端に気分が悪くなる、家族に話してもその症状を実感できるわけでなく、原因が分からないので、ノイローゼになる人もいるのです。電磁波過敏症はそういう外的な要素も大きな問題なのです。

　田中さんは電磁波過敏症と分かってから、積極的に生活のスタイルを変えたそうです。

「まずできることから始めるのが大切ですね。自分の生活を見つめ直すと、ずいぶんひどいなと思いましたよ。まわりは電化製品だらけ、着る物のも化学繊維、そして食べるものといったら添加物だらけの加工食品、長い間の澱《おり》が体の中にたまっていったのでしょうね。そんな生活を変え、自然のものを取り入れた生活をすることですね。それは、衣・色・住すべてに関わってくることです」

　電磁波過敏症の人は、化学物質過敏症を併発してるケースが非常に多いようです。この田中さんもその一人です。

　では、田中さんは、どうしてこれらの過敏症になったのでしょうか。

　田中さんは音楽業界仕事をしていました。ミキサーという職種で、レコーディングした音を、バランス良く合わせていく仕事です。ほとんどを窓のない室内のスタジオでレコーディング機器の前や、あらゆる機械に囲まれて仕事をしていました。その当時はまだコンピュータだらけというほどでもなかったのですが、仕事場は、確かに数多くのコンピュータに囲まれていました。一日のほとんどをこれらの機器に囲まれ、さらに田中さんに追い打ちを掛けたのが、自宅マンションでした。

これは後でわかったことですが、住まいとしていたマンションの地下に、巨大な変電施設があったのです。つまり田中さんは、会社ではスタジオの機器からの電磁波、そして家でも変電施設からの電磁波を浴び続けたのです。そしてある日、田中さんの許容量を超えた電磁波が、田中さんを苦しませ始めたというわけです。田中さんは、スポーツマンタイプのがっしりした人で、病気とは無縁だったそうです。そんな人でも、こういう条件が重なると、電磁波過敏症になってしまうのです。音楽業界で、そういう電磁波を発生する機械に囲まれていたから、電磁波過敏症になるべくしてなったと思われる人もいるかもしれません。確かに、電磁波過敏症になる条件はあるといえます。しかし、これから紹介する人の場合は、ごく普通ともいえる生活をしていた人です。これは、他人事とは思えないはずです。

木田慎二さん（仮名）は横浜市の郊外に住む会社員です。営業マンとして日々いろいろなお得意さんを回っています。携帯電話は、人より長い時間使っているが、かといってそれほどいつも携帯電話を使っているわけでもなく、コンピュータに関しては、会社で少し使う程度、食生活に関しては、接待で外食が多くなりがちだけど、いわば普通のサラリーマンと同じだといえます。春先になると花粉症で、気分が優れなくなるのだけど、今年はいつもより長引くなぁと思い、花粉症の症状から、体調の不調に気が付いたのです。頭が重い、時々動悸がすることなどを定期検診で訴えたが、心臓も、脳波もこれといって問題がないといわれました。しかし、体調の不具合はよくならず、加えて目がチカチカし、頭の重さは、特に携帯電話で話をした後に特に強くするようになったのです。

木田さんは、日常生活からは電磁波過敏症の危険性はあまり感じられません。木田さんの自宅に伺うと、その理由がわかりました。マンションの二階に住む木田さんの寝室側に配電線の変圧器があったのです。

変圧器とは、電信柱などにあるグレーの色をしたバケツのようなものです。この変圧器とは、電力会社が発電所から変電所を経て各家庭に電気を送る際、家庭用の一〇〇ボルトに変圧する機械です。ここからは、かなり強い電磁波が発生しているのです。木田さんは、このマンションに五年住み続けており、その間、寝ている時にはいつも変圧器からの電磁波を浴びていたことになるのです。

電磁波過敏症の発祥の危険性は、このように家の中だけでなく、家の外、それもこんな身近にあるのです。

その後、木田さんは、電力会社と粘り強く交渉して、近くにある変圧器を移動させることに成功しましたが、その交渉も非常に大変だったそうです。

しかし、このようにすべてがうまくいくとは限りません。まず、生活範囲を見直し、家の中だけでなく、外からの危険も回避するようにしなければなりません。

電磁波過敏症の人が多く住む地域がある？

このように外にも危険があるのであれば、電磁波過敏症の発症しやすい地域があるのではと考えられます。

強い電磁波を発生するものにテレビやラジオなどの放送のための電波塔があります。その電波塔の中でも日本最大のものは東京タワーです。この東京タワーが他の電波塔と違うのは都市のど真ん中にあることです。ここから三六五日休みなく電波を発信し続けています。そのためその周辺に住む人は東京タワーからの電磁波を受け続けることになるのです。つまり東京タワーの近辺に暮らす人は電磁波による健康障害あるいは電磁波過敏症になっている可能性が高くなります。しかし、詳しい疫学調査が行われていないため、その現状は不明です。電磁波過敏症ではありませんが、『週刊宝石』二〇〇一年一月四日付号によると白血病やガンの患者が多く出るという地区があります。それは横浜の港南台と洋光台の間に位置する地域です。

ここは丘陵地になっており、その近くの尾根に海上保安庁、ＮＴＴ、ＮＨＫ、ＦＭ放送、携帯電話タワー、国土交通省など六基の電波塔が建っているのです。ここからの電波の影響かどうかは不明ですが、この周囲の住宅地から他の地区より遥かに高い確立で白血病やガンの患者が出ているというのです。そうすると電磁波過敏症の方が多くいる可能性もあります。

電波塔だけでなく、いま続々と立てられている携帯電話基地局の周囲も電磁波過敏症へのリスクは高くなります。そう考えると、実は日本のあらゆるところが電磁波過敏症になる可能性があるといえます。事実、電磁波過敏症のため安心して住むことができる地を探して、各地を渡り歩く人もいます。安心して暮らせるところはないのでしょうか。

電磁波過敏症のメカニズム

電磁波過敏症はどのようにして引き起こされるのでしょうか。それは、こういうことです。と紹介したいのですが、実は電磁波過敏症についてはほとんど解明されていません。そういう状況ではありますが、興味深い研究を紹介しましょう。

一九七六年アメリカ・ロサンゼルス郊外にあるロマリンダ大学の二人の医師、ロス・アディとスーザン・バーウィンが培養中の神経細胞に一六ヘルツの低周波と、一四七ヘルツの高周波を同調させて照射したところ、細胞からカルシウム・イオンが流出しているのを確認しています。また一九八八年にはブラック医師による実験で、ニワトリの脳で同様の実験をしたところ、こちらもカルシウム・イオンの流出を確認しています。神経細胞のカルシウム・イオンは情報伝達に大きな役割を持っているものです。カルシウム・イオンが流出することでメラトニンが欠如し、免疫システムの活動が抑制され、ガン細胞の増殖や体の悪影響を抑えきれなくなっていきます。そのことにより、体があらゆるものに過敏に反応していくというわけです。

細胞からカルシウム・イオンが流出することを自覚できる人はほとんどいないと考えられます。電磁波を浴びることで、私たちがわからないうちに体内でこのような変化が起こっているのです。

また、国立環境研究所の研究によると、ガンの抑制効果を持つメラトニンが磁界によって、その動きが阻害されるという結果もあります。メラトニンは神経情報伝達ホルモンであり、体内のリズムを調整する役割があります。このメラトニンのおかげでガン細胞の増加を抑えているのですが、メラトニンが少なくなれば、ガン細胞の増加が考えられます。

このように私たちの体内では電磁波によっていろいろな変化が起きているのです。ここで紹介したものは、解明されているほんの一部です。電磁波過敏症はある日突然やってきます。エレクトロニクスに囲まれた生活は、そのリスクをたくさん負って成り立っているのです。

私たちの体には、様々な外の環境の変化に抵抗して体の内部を一定に保ち、維持しようとする機能があります。これは「恒常性の維持（ホメスタシス＝homeostasis）と呼ばれる機能で、自分自身で病気と闘い、健康を維持しようという自然治癒力につながる機能です。例えば夏三〇度を超す暑さであったり、零度以下の冬の寒さの中でも、体温が常に三六・五度前後に保たれているのは、この「恒常性の維持（ホメスタシス）」のおかげです。外が暑いときは汗を出して体を冷やす効果をもたせ、寒いときは皮膚を収縮させて体温を奪われないようにしているのは、頭（脳）で考えるのではなく、体の中の「免疫」「神経（自律神経）」「内分泌（ホルモン）」の三つの要素がうまく働いて調節するからです。

この三つの要素、特に自律神経は電磁波過敏症の発症と深く関係しています。

「免疫」とは外敵の侵入から自分の体を守ることです。細菌やウイルスや化学物質、あるいは電磁波の影響で、体の中に生まれた老廃組織や異変細胞が外敵にあたります。つまり自分の正常組織以外は外敵にあたり「抗原」と呼びます。この抗原を排除するために働く正常組織の防衛軍を「抗体」と呼びます。抗体はリンパ球など、白血球の仲間で形成されています。抗体は特定の抗原にしか対応しません。そのため人間は一億種類の抗体を作るといわれています。免疫反応のことを「抗原抗体反応」というはそのためです。電磁波過敏症や化学物質過敏症に近いアレルギーとは、外界から入ってきた抗原に、体の中の抗体が過剰に反応し、表れる症状です。

「自律神経」は、血管や内臓などを支配する神経で意識とは無関係に働きます。神経は脳・脊髄の中枢神経と脳・脊髄から出ている末しょう神経に分けられます。自律神経は知覚神経や運動神経と同じく末しょう神経に入ります。

自律神経は心臓の筋肉である心筋や血管、消化器、気管支・膀胱・皮膚・目の虹彩といった平滑筋などの筋肉の収縮と弛緩の調整を行ったり、内分泌腺や外分泌腺から出る分泌物の量の調整を行う重要な働きを持っています。自律神経はさらに、交感神経と副交感神経に分けられますが、この二つの神経系は正反対の働きをします。一部の例外はありますが、おおむね交感神経が体の活発化を促進し、副交感神経が体の抑制をする方向で働きます。

自律神経が電磁波過敏症と深く関係することは電磁波過敏症の症状を見ると理解できるでしょう。

心臓の動悸、めまい、皮膚障害、吐き気、むくみ、不定愁訴など、どれも自律神経と関わる健康障害です。

「内分泌（ホルモン）」は体の中の内分泌腺など特定の組織や器官から分泌され、血液など体液で運ばれ、特定の組織や器官の機能にごく微量で作用する物質です。性ホルモン、甲状腺ホルモン、視床下部からのホルモン、副腎ホルモンなどいろいろ種類はありますが、ホルモンは体の中でメッセンジャーとして働き、体の中のそれぞれの組織や器官の活動を制御し、協調させることで、恒常性の維持（ホメスタシス）」に大きく作用します。

これら「免疫」「自律神経」「内分泌（ホルモン）」はそれぞれ単独で機能するのではなく、お互いに深く連動しあって、体の中の「恒常性の維持（ホメスタシス）」を保っています。この三つのバランスは微妙なため、過敏症の人にとっては、ごくわずかの量の電磁波や化学物質が体に加わるだけで影響が全体に波及し、バランスが崩れやすいのです。

特に電磁波過敏症や化学物質過敏症の人は、自律神経機能が先に悪化し、そこから免疫系も、内分泌系も次々とおかしくなっていく傾向があります。

電磁波過敏症の症状は突然現れるケースがよくあります。人間には「恒常性を維持する」機構があり、体に様々な負荷（ストレス）が加わっても、免疫や自律神経や内分泌の働きで身体の状態を健康状態に保っているのですが、そうした適応能力を超えた負荷（ストレス）が加わった場合は我慢できず症状となって現れ、体が正直に反応してしまうのです。

負荷（ストレス）の総量を「トータルボディ・ロード」といいます。負荷（ストレス）には、カビ・

ホコリ・花粉・食物・バクテリアなどの「生物学的負荷（ストレス）」、鉛・カドミウム・水銀などの重金属、オゾン・塩素系、窒素酸化物のような無機物と、石油・アルコール・農薬、ホルムアルデヒドなどの有機物などの「化学的負荷（ストレス）」、熱・冷気・光・音・天気や気候の変化などの「物理的負荷（ストレス）」、そして、職場におけるストレスや精神的な悩みなどの「社会的・心理的（ストレス）」の四つ負荷（ストレス）があります。その総和が「トータルボディー・ロード」です。これはいわば「その人がどれだけ負荷に耐えられるか」という許容できる能力の限界を意味しています。

この「トータルボディー・ロード」をコップやタルに例える場合があります。その大きさは大きい人もいれば小さい人もいて、人によってそれぞれ異なります。このコップやタルに入る量を超えてしまうと、過敏症の症状が現れるのです。また別の言い方をするとコップやタルがあふれたときは、その人の「恒常性の維持（ホメスタシス）」が効かなくなった状態です。

電磁波を浴びることで体内がどう変化するのかのメカニズムが解明されることは、それはそれでいいことなのかもしれませんが、それ以前に、電磁波過敏症にならない対策の方が遥かに重要であることは間違いありません。

電磁波過敏症と化学物質過敏症

電磁波過敏症になる人の中には、すでに化学物質過敏症である場合が、非常に多いようです。いずれも現代の社会背景が引き起こしたもので、残念ながらその原因や、治療法は完全には確立されていません。家を新築する際、ホルムアルデヒドに代表される揮発性有機化合物を使い、その結果、そこに住む人が発病してしまうシックハウス症候群がその一例です。化学物質過敏症は、わずかな化学物質、例えば大気汚染などの室外の汚染、トイレの芳香剤《ほうこうざい》や防虫剤など家の中の空気の汚染にもすぐに反応してしまい、日常生活もままならなくなるぐらい、対処に困るものです。

　電磁波過敏症も化学物質過敏症も、そして春先に多くの人が悩まされる花粉症も、根本的な原理は同じだと考えられています。

　人にはそれぞれ、一生のうち電磁波や化学物質などが許容できるバケツのような入れ物があるのです。人はそれぞれ許容できる、いわば毒素をため込みながら生活を続けています。昔はこのバケツが、電磁波や化学物質などの毒素で一杯になることはなかったのです。しかし社会の構造が変化し、人間の身の回りのものも自然界にあるものから、石油など化学物質からつくられたものにとって変わってしまいました。すると、それまではゆっくりであった電磁波や化学物質の蓄積が加速し、急激に、そのバケツに次から次に電磁波や化学物質が溜まっていったのです。そしてある日、そのバケツが一杯になり、そこから許容量を超えた電磁波や化学物質が溢れだしてしまうのです。そうすると、ほんのわずかな量の電磁波や化学物質でも体が敏感に反応してしまうのです。

　このような過程を経て、電磁波過敏症と化学物質過敏症が引き起こされると考えられています。過度に工業化された現代では、この勢いはますます加速されるのではと危惧されています。

複合汚染と電磁波過敏症の対処法

電磁波過敏症の人は、化学物質過敏症を併発している例はとても多いことに触れました。つまりこれは、例えば電磁波なり、化学物質なり、ひとつの要因で病気が引き起こされるのではなく、さまざまな要因が重なり合い、複合して起こるものと考えられます。化学物質過敏症の人は、電磁波過敏症になりやすいし、また逆の場合も可能性が高いのです。さらに、春先になると多くの人が悩まされている花粉症も現代文明病のひとつで、それらの人も、電磁波過敏症や化学物質過敏症になる可能性が、すごく高いのです。

では、不幸にして電磁波過敏症になったらどうすればいいのでしょうか。いや、自分は大丈夫、これまで病気らしい病気をしたこともないし、それに鈍感症だからと高をくくっていませんか。先に紹介した田中さんも、実は体格はがっしりしたスポーツマンだったのです。

化学物質過敏症の人は、北里研究所病院の推定によると潜在的に国民の一割といわれ、電磁波過敏症の人はスウェーデンでは一・九%と言われています。これは他人事ではないのです。つまり、いつかあなたも電磁波過敏症になる可能性がとても高いのです。では、あらためて電磁波過敏症になったらどうすればいいのか考えていきましょう。

究極は、電気のないところへ行き、電化製品もなく、化学物質から離れた原始的な生活や、自然の中であらゆるものから解放された生活に戻るのがいいでしょう。しかし、そんなことができる人はほとんどいないでしょう。

そこで、できるだけ現実的に考えてみましょう。

どこであなたは気分が悪くなるのでしょうか。まず場所を突き止めましょう。居間ですか、寝室ですか、それともキッチンですか。あなたが電磁波を感じるところには、何らかの原因があるはずです。その原因となるもの、蛍光灯が原因なら、白熱球に変えたり、なるべくテレビを見ないようにするとか、どうしても見たいならできるだけ離れて見るなどの対応をとりましょう。このように目に見える、原因がわかるものならいいのですが、そうでもないものがあります。それは家の中を這う配線です。

屋内配線は、壁や天井など見えないところにあり、そこから電磁波を発生しています。その影響を受けている可能性もあります。その場合は配線をチェックして、配線の位置を変えてもらうのも方法のひとつです。例えば二階に寝室があるなら、ブレーカーを一階と二階で別々に取り付け、寝る時だけでもブレーカーを落とすようにする方法もあります。

家の中の電気や配電対策として、簡単にできる他の方法は、アンペアを下げることです。各家庭に来ている電気は一〇〇ボルトはどこも同じですが、アンペア数は、家の電気使用量により二〇アンペアや三〇、五〇アンペアなどと異なります。そのアンペア数を下げると、楽になったという電磁波過敏症の人もいます。下げすぎていつもブレーカーが落ちるというのは面倒ですが、まず家のアンペア数を確認して可能なら下げる方法もあります。その場合は、電力会社に連絡して「アンペア数を下げたい」と伝えれば工事に来てくれます。アンペアを下げることで、電気の基本料金も下がるので、一石二鳥というわけです。

さらに、家に中の電化製品を電磁波の影響のすくないものに変えることも重要です。蛍光灯よりも白熱球の方がはるかに電磁波の発生は少なく、電球を白熱球にするだけでも変わるはずです。それと食べるもの、着るもの、触れるものから、化学物質を遠ざけることです。低農薬食品を採り、化学繊維の衣類から綿や絹の衣類にします。

それと、中でも重要なことですが、電磁波過敏症かなと思ったら、一人で悩まないことです。この病気は何か不摂生《ふせっせい》のために起こるものではありません。ある意味で現代文明の犠牲者といえます。まずは家族なり、友人なり身近な人に相談してください。自分の今置かれている状況を話すだけで気分が軽くなるはずです。その上で、次の行動を考えてもいいでしょう。原因や、身に覚えがないため、ひとりで悩みノイローゼになってしまう人が非常に多いのです。

電磁波過敏症に理解のある病院に行く

電磁波過敏症と疑ったら、まず電磁波発生源から離れるようにすることは先に紹介しましたが、医師に診てもらいたいという人もいるでしょう。そこで、近くの病院に行くと多くの場合、特に問題ありませんとか、電磁波過敏症なんて知りませんといわれるでしょう。電磁波過敏症に理解のある医師や病院は少ないのです。そんな中でも北里研究所病院は、電磁波過敏症に理解のある病院です。ここには化学物質も電磁波も極力排除する設計で作られたクリーンルームがあり、ここで検査をしたり、その後の対症法などのノウハウがあり、化学物質過敏症、電磁波過敏症の人が多く訪れます。完全予約制でしっかり診てもらえますが、かなり先まで予約が入っているようです。

北里研究所病院の坂部貢先生によると、電磁波過敏症対処のポイントは、第一に総身体負荷量、つまり物質的因子・化学的因子・生物学的因子・心理学的因子の四つの負荷の減らすこと。第二に必要な栄養を摂ること。第三には自律神経を調整するための適度な運動と発汗。そして第四には原因から離れることで、この四つを合わせて行う必要があるということです。

海外の電磁波過敏症対策

日本では、ほとんど相手にされていない電磁波過敏症ですが、海外では対策がとられているところもあります。中でも傑出しているのが、アメリカ・ダラスにあるダラス環境医学治療センター（以下ＥＨＣ―Ｄ）です。ＥＨＣ―Ｄは、一九七四年米国環境医学財団の協力の元に設立されました。中心となったのは、外科医のウィリアム・Ｊ・レイ博士です。レイ博士は電磁波過敏症という名を命名した人としても知られています。

ＥＨＣ―Ｄはレイ博士が考える環境医学に基づいた施設や治療が行われています。その考えとは、健康と病気の関係において人が常日頃接している環境が大きく影響を持つと彼自身体験し、また患者たちと接することで会得してきたことから、環境因子（病気を引き起こすおそれのある環境の原因）を取り除くことを最重要視しています。つまりここＥＨＣ―Ｄは、施設のある立地に始まり、建物の素材、設備や、診断、治療・予防などあらゆる面で患者をもっとよい状態（健康体）にするための配慮が行き届いた病院なのです。

ＥＨＣ―Ｄの治療は、既存の症例に当てはめて考えるのではなく、一人ひとり症状が違うという基本的な立場にたって患者に接しています。例えば高周波に反応する電磁波過敏症の人がいたり、低周波に弱い電磁波過敏症の人がいたり、また、化学物質が要因となり、複合的に電磁波過敏症になるなど、電磁波過敏症といっても人それぞれです。それをきちんと把握することを重要視しているところに、このＥＨＣ―Ｄの特長があると言えます。

誰もが電磁波過敏症になる危険がある

次に電磁波過敏症や化学物質過敏症の症状の例と、その対処法の一部を紹介します。しかしこの対処法は、ほんの一例で、また最低限のレベルです。この方法で改善するというものではありませんが、参考にはなるはずです。

症状一

［寝ていると、体のあちこちがチクチクと電気鍼《はり》にさされたように痛い。その症状は、もう何年も続いており、時には強く感じたり、また弱くなったりするが、痛みがなくなることはない。寝ている場合でなくても、社会生活をしている中で、あらゆる電気が通っている場所で体がチクチクと痛むように感じています。］

それは、室内の電気ソケットや壁の電気スイッチから電気が流れていて、つまり電磁波が発生しているので、その前に立ったり、ソケットとコンセントの間に入ったり、コンセントと電化製品の間に入ったりすると、電気の通る道筋に磁場ができ、電磁波過敏症になったため、痛みを感じるようになったと考えられます。極度な電磁波過敏症になると、室内でも自由に動けなくなることもあります。

この場合は、まず電化製品の依存度を減らすことです。使わない電化製品は主電源から切り、コンセントはアルミホイルなどでカバーすると、電磁波を感じる具合が軽減される場合もあります。

症状二

［台所で調理をしている時（特に電磁ＩＨ調理器、電子レンジ）に、チクチクした痛みや下痢、発汗、発

熱異常、動悸《どうき》、めまい、吐き気、情緒不安定等の症状が出る。また、新築の家やマンション、またはリフォームしたばかりの住まいに入居してから体調を崩した。入居後、極度の疲労、集中力の欠如、頭痛、動悸、めまい、息切れ、下痢、皮膚炎、喘息《ぜんそく》、不眠、情緒不安定等、いろいろな訳の判らない症状がある。」

このケースは、現代の台所は電化製品が多いために起こると考えられます。台所は、電磁波のエネルギーが渦巻いており、過敏症やアレルギーになる可能性が非常に高い場所なのです。また台所だけでなく、現代の家には、ペイント、ビニールクロス、畳などのウレタンフォームからフロンガス、フローリングからホルムアルデヒドをはじめ、押入れ合板のホルムアルデヒド、タイルの接着剤、有機リン系の接着剤や有機溶剤、シロアリ駆除剤、木材の防腐剤、コンクリートの速乾剤《そっかんざい》など、あらゆる建材から揮発性の化学物質が発生しています。化学物質過敏症になると、電磁波過敏症になる可能性が非常に高いので要注意です。一見問題なさそうな畳も、中身は発泡スチロールで出来ていたり、畳表も農薬に汚染された藺草《いぐさ》を使っていたりして、安全とはいえないのです。

症状三

「高圧送電線の近くや、真下を通ったときや、エレベーター、エスカレーター、飛行機、新幹線（とくに二階建て車両の一階）、電車、モノレール、自動車に乗ったとき、駅のホームにいるときなどに

発汗、発熱、めまい、下痢、極度疲労、皮膚炎、喘息など様々な症状が出る。］

この場合は、すでに電磁波過敏症になっているために、極度に電磁波を感じてしまい、すぐに症状が出ていると考えられます。

高速自動車道で高圧線の側を走ったり、下をくぐるときなどは、特に痛みや圧迫感、不快感、などを感じるといいます。また排気量の大きい車ほど電磁波を強く感じ、テレビやカー・ナビゲーション・システムなどの電子機器をたくさん使っていると、走行中に具合が悪くなることもあるようです。

さらに大型のトラック、バス、工事車両などが側にいるだけで、体が痛くなる、また電車、地下鉄、バスなどに乗っているとき、周りで携帯電話を使用すると痛みを感じる。過度の過敏症の人は、着信音がなる前に、着信がわかるようになり、さらに、どの方向から電波が飛んでくるかもわかる。会話をしていると、体や頭が痛くて同じ車両にいられないほどになる人もいます。

飛行機が一万メートルを超え、大気圏に入ると、電離層の中や近くを飛ぶので、飛行機自体が電磁波の塊になり、当然いろいろな症状が出てくることもあります。

症状四

［銀行、郵便局、コンビニ等にあるキャッシュディスペンサーの前に立つと、痛み、動悸、めまい、

喘息、発汗、発熱異常が起こる。普段の生活をしている中でも、集中力の欠如、頭痛、吐き気、動悸等の症状が出るようになった。電気毛布や床暖房、電気カーペットを使用しているときに具合が悪くなる。エアコンのスイッチを入れると極度にいろいろな症状が出て体が痛くなり、その場にいたたまれなくなる。自分が身につけているものでメガネ（フレームに、あるいはフレーム内に金属を使用しているもの）、ズボンのチャック、イヤリングなどの装飾品、時計、生理用品、下着やストッキング、フリース等の石油製品に始まり、入れ歯、骨折で体内に埋め込んだ金属にまで痛みを感じるようになる。」

過度の電磁波過敏症になると、わずかな電磁波でも過敏に感じるようになってしまいます。日常にある電化製品から出ている電磁波に反応したり、また、冬期の静電気にも反応してしまいます。マンションの地下に変圧器が入っている建物では、その建物全体に及ぼす電磁波の影響はかなりのものです。建物を管理している人に聞いた話では、変圧室に入ると髪の毛が逆立ち、ねずみも住めないような状況だそうです。

東京都内では、このように地下に変圧器のある建物がいくつもあるようですが、そこに住んでいる人や事務所として使っている人たちには、知らされていないのが現状のようです。

体に痛みを感じるのは化学物質と電磁波が複合するためで、喘息や発熱、発汗等、色々な症状が出ます。

海外では重要視されていない電磁健康器具

電磁波で体がよくなるという器具があります。高周波治療器や低周波治療器と呼ばれるものがそうです。体にこれらの電磁波を当てて治療するというものですが。磁気を利用したピップエレキバンは、血液中の鉄分を多く含むヘモグロビンに磁気が働きかけ、血流をよくするという理論に基づいているようです。

しかし電磁波を使った悪い影響についての報告や論文は出ていますが、体がよくなるというような研究論文は、欧米ではそれほど多くはありません。日本ではもてはやされるこのような電磁健康器具は、欧米では批判的に受け止められているのが実状です。高いお金を掛けて買ったものが、健康になるというのではなく、不健康になるというのは、あまりに皮肉な結果です。

電磁波防御グッズ、その効果は？？？

「貼るだけで電磁波の影響から逃れられます」というシールを見たことがありませんか。携帯電話の電磁波が気になる人は、やはり多いようで、こういうシールで防御しようとしている人が少なからずいます。大きさや形状、価格などはメーカーによって異なりますが、いずれも電話本体に貼る小さなシールです。

しかし、このようなシールでは電磁波を防ぐことは、ほとんどできず、効果がありません。というのも、まず電磁波は全方位に放出されているので、一方向だけ防御したところで、意味がないということです。もしシールで電磁波を防ぐなら、携帯電話すべてをシールで包まなければならなくなります。当研究会では日本消費者連盟などとともに「シールで九九％電磁波カットできる商品」について「誇大広告」として公正取引委員会に告発し受理された経緯があります。

また本格的に電磁波をシャットアウトするには、鉛などの金属でないと不可能なのです。薄いシールでは仮に電場は軽減できても、磁場には全く意味をなさないといえます。

巨大なコンピュータを扱う会社では、ビル全体をそっくり電磁波対策用の建材で覆っています。これは外部からの電磁干渉を防ぐためのものです。電磁波の影響を大幅に軽減するには、かなり大がかりな構造が必要になってきます。携帯電話やパソコンなどの内部は、こういう電磁波対策のシールド（遮蔽）加工が一応はなされています。それ以上の電磁波を防ぐには、それ以上のシステムが必要となるのです。

シールに限らず、電磁波を防ぐグッズというものが、ありとあらゆる種類出回っています。電磁波の場合、不思議なのは、理論的にほんのわずかでも軽減できるグッズで、画期的に改善する人がいたり、ほんの些細なもので、楽になったという人がいることです。

先に電磁波防御グッズはほとんど効果はないとは書きましたが、実は一部の人にはとても効果があるケースもあります。つまりその効き目は千差万別ともいえるのです。ですから、私に効くから、あの人にも効くともいえず、みんなに効果があるから、自分にも効果があるとも一概にいえないのです。こういうものを試してみるのは自由ですが、非常に高価なものだったり、弱みにつけ込むケースだったりすることがあるので、くれぐれも注意が必要です。

しかし、電磁波防御グッズで電磁波の影響をなくす、という対処療法ではなく、電磁波の元をつきとめ、そちらを改善するほうがよい解決策であると思われます。

電磁波過敏症になる可能性とリスク回避の方法

電磁波過敏症は決して人ごとではありません。ここに紹介した田中さん、木田さんは特別変わった生活をしているわけでもありません。極度に工業化、電化された社会には危険因子が溢れていいます。では、そのすべてを放棄すればいいのかというと、もちろんそうではありません。一度手にした便利は、なかなか手放せないものです。しかし、これらのものとうまくつきあうことで、電磁波過敏症のリスクを軽減できるとも考えられます。

電磁波過敏症になる可能性は、誰にも等しくあるともいえますが、電磁波に長い時間、あるいは長期に渡って晒されると、その可能性は自ずと高くなります。つまり、そういう場所で働いている人や、住んでいる人が危険が高いといえます。しかし、電磁波は目に見えませんから、「ここは電磁波が強いな」と目で確認して、電磁波から避けるようなことができません。ですから、まずは先に紹介した身近にある電磁波の発生源から避けるのがよいでしょう。

電磁波過敏症や化学物質過敏症にならない対策を紹介してきましたが、実は難しいものではなく、その昔私たちが行ってきた素朴な生活をすればよいだけの話です。電磁波過敏症についてさらに知りたい方は『電磁波過敏症』(大久保貞利著)に詳しく書かれています。今では手にしてしまった文明や便利を手放すことはできません。しかし、一歩踏みとどまって私たちの生活を考えるべき時が来たのではないでしょうか。

終　章　電磁波とのつきあい方

Epilogue

電磁波とのつきあい方

　これまで、電磁波について種類、単位、表し方、発生のしくみ、電磁波によって何が起きるかなどを紹介してきました。目には見えないけど、人体やさまざまなものに影響を及ぼすこともわかっていただけたのではないでしょうか。電磁波は確かに存在するのです。存在し、影響を及ぼすのであれば、何らかの対処、対策を取る必要があります。しかし、いたずらに怖がる必要もありません。本書で何度か紹介したように、きちんと対策を取ればよいのです。高度に電化された現代社会では、電磁波の影響を全く受けない生活は非現実的だからです。その上で、今一度、電磁波とどうつき合えばよいのかをまとめてみます。

　第一に、電磁波について知ることです。確かな知識を持つことで、電磁波はどんなものか、それに対してどうすればよいかがわかるのです。まず、家庭用の電化製品や送電線、配電線などからは極低周波が出ていることと、携帯電話、ＰＨＳ、携帯電話基地局やアンテナなどからは高周波が発生していることを認識しましょう。携帯電話は頭に接触させて使用するので、脳腫瘍の危険があり、携帯電話基地局などからの高周波は、倦怠感、頭痛などの人体への影響をもたらす可能性があり、極低周波は発ガンの可能性があります。極低周波、高周波のいずれも目には見えなくても人体への影響があります。

次に電磁波の影響を知り対策を取ることです。まず、電磁波発生源を少なくすることです。電化製品はできれば待機状態ではなく、主電源から切り、電化製品を使う場合などは発生源から距離を置きます。電磁波は距離の二乗に反比例するので、しっかり距離を置くことで電磁波の影響を軽減できます。

携帯電話については、使うなら通話は三分以内にし、次に使う場合は一五分間のインターバルを置くようにします。できればハンズフリーのイヤホンなどを使い、頭に接触させない方法で使います。また一六歳未満の子ども、妊娠している女性などは使わないようにすべきです。

第三に今一度、私たちの生活を見直すことです。テレビ、ビデオをはじめ、室内の明かりにいたるまでリモコンでコントロールするのは便利かも知れませんが、それらはすぐ稼働できるように待機状態にあり、常時電気が流れています。つまり待機状態では、そこから電磁波が発生していて、その影響が考えられるのです。電磁波の影響だけでなく、省電力という点からも主電源から切りましょう。また必要のない電化製品の利用はできるだけ控え、電磁波の総発生量を少なくします。

昨今「ロハス」という言葉をよく耳にします。これは"Lifestyle of health and sustainability"の頭文字ＬＯＨＡＳから名を取り「健康と持続可能な社会に配慮したライフスタイル」という意味です。一九九八年アメリカの社会学者ポール・レイ氏と心理学者シェリー・アンダーソン氏が提唱したものです。効率を優先してきた価値基準から、健康への影響や地球環境を考え、行動していくものです。これを単なる流行と取らず、その背景にあるものをしっかり受け止め、行動することが、そのまま電磁波から距離を置く生活になるはずです。

電磁波をめぐるこれからの課題

電磁波について、私たち自身ができることとできないことがあります。先に紹介したものは、自分たちで対処できるものです。一方、私たち自身でできないものがありますが、こうあって欲しいという思いもあり以下に記していきます。これは机上の空論ではなく、現実可能であるべきです。まず、電磁波の極低周波と高周波について厳しく、そして確固たる規制を設けるべきであると考えています。現在極低周波は、日本の場合、電場強度の規制値である三KV／ｍしかなく、これも髪の毛が逆立つ程度という非常に緩い規制値です。一方磁場強度についてはは規制値はありません。高周波についても電力密度〇・〇〇一μW／という値も同様に緩いものです。これらの規制については「アラ原則（ＡＲＡＬＡ＝as low as reasonably achievable＝合理的に到達可能でできる限り低く）」を採用すべきです。

次にメーカーなどは電磁波漏洩を軽減する製品を開発していくことを望みます。電化製品は小型軽量化が進んでいますが、その背景には電気機器を包むハウジングが薄く、軽量になっているからです。ハウジングを軽量化しても電磁波の漏洩がこれまで以上に防げるのならよいのですが、もし、その逆であればとても残念なことです。目覚ましい進歩を続けていく日本の技術力を持ってすれば、電磁波漏洩を少なくする電化製品の開発などは、それほど難しいことではないはずです。

また、消費する私たちに、この製品はどれだけの電磁波漏洩があるのかがわかる説明があれば、購入する際に選択肢の一つになるはずです。

そして六章で紹介した電磁波過敏症の人のためというだけでなく、電磁波に危機感を持つ人を含め、電磁波の影響を受けない地域を確保することです。家の中の電化製品からは簡単に遠ざかることもできます。しかし送電線や携帯電話基地局や携帯タワーからの電磁波は日本中到るところにあるので、そこからの電磁波は簡単には避けられません。特に帯電話基地局や携帯タワーは数が増え続けているので、そこからの電磁波を避けるのは非常に困難です。同時に電磁波過敏症について、理解ある医者や医療施設が増えていけばと考えます。これから増えると予測される電磁波過敏症の人を、ノイローゼと決めつけるのではなく、しっかりした診療を施し、対策を立てられるようにすることです。

最後に電磁波についてきちんとした調査を実施することです。疫学調査をメインに、動物実験と細胞実験も行う必要があります。疫学調査は人間を対象にしたものなので、IARC（国際がん研究所）も重視しています。そしてこれらの研究は行政やメーカーなどの影響を受けない独立専門家研究会方式にします。そうすることで、格段に信頼性も増します。一刻も早い調査研究が待たれます。

電磁波は、多くの問題と課題をはらんでいます。一人でも多くの人が電磁波についてしっかりした知識を持ち、対処すれば、より豊かで快適な社会ができると確信しています。電磁波を第二のアスベストにしないためにも、今このときから電磁波について真剣に考えなければならないのです。

あとがき

電磁波問題市民研究会は、前身のガウスアクションから数えると、二〇〇六年で一〇年を迎えます。この間、電磁波を巡る環境はよくなったかといえば、残念ながら逆に悪くなったと言わざるを得ません。当会では会合やホームページでこれまで多くの方の電磁波にまつわる相談を受けてきました。そしてあらゆる場所で高周波、極低周波の測定をし、現場を見てきました。こうして電磁波について相談、測定をする件数は年を追う毎に増えています。このことは、それだけ悩んでいる人が増えていることを意味しますが、同時に電磁波について関心を示す人が増えているのもまた事実といえます。

本書を通して電磁波について知ってもらい、私たちの身の回りにいかに多くの電磁波発生源があり、いかに多くの電磁波に囲まれて暮らしているかをわかってもらえれば幸いだと考えています。

電磁波問題市民研究会では毎月第三水曜日の夜、会合を開き、二カ月に一度『電磁波研会報』を発行しています。会報は会員になると購読できます。年会費は二〇〇〇円（二〇〇六年現在）です。郵便振替は〇〇一四〇―六―一四九五六四です。詳しいことについてはホームページhttp://www.jca.apc.org/tcsse/index-j.htmlを参照下さい。また当会では、電磁波について有料で測定を行っています。低周波については「低周波磁界強度測定器 narda社製 EFA-200」で、高周波については「高周波電界・磁界強度測定器 narda社製 EMR-300」を使用しています。

日本では電磁波に限らず、様々なことは何か起こってから対処、対策を取られる傾向が多いようです。しかし、これからは「予防原則」が取り入られ、豊かでよりよい社会が実現されることを心から願う次第です。

この本の刊行にあたって緑風出版・高須次郎氏に心から感謝を申し上げます。

二〇〇六年八月

[編者略歴]

電磁波市民研究会（でんじはしみんけんきゅうかい）

電磁波問題市民研究会
代　表　野村修身　　　事務局長　大久保貞利
事務局　〒 273-0042　千葉県船橋市前貝塚町 1008-22
　　　　　　　　　　　大久保方（自宅）
ＦＡＸ　047-406-6609
会　報『電磁波研会報』を隔月発行
会　費　年 2000 円（2006 年 8 月現在）
定例会は毎月第三水曜日午後 6 時 30 ～主に「新宿消費生活センター」で開いています。
ホームページ　http://www.jca.apc.org/tcsse/index-j.html
郵便振替　00140-6--149564
電磁波問題市民研究会

暮《く》らしの中《なか》の電磁波測定《でんじはそくてい》

2006年8月25日　初版第1刷発行　定価1600円＋税

編　者　電磁波市民研究会 ©
発行者　高須次郎
発行所　緑風出版
〒113-0033　東京都文京区本郷2-17-5　ツイン壱岐坂
［電話］03-3812-9420　［FAX］03-3812-7262
［E-mail］info@ryokufu.com
［郵便振替］00100-9-30776
［URL］http://www.ryokufu.com/

装　幀　堀内朝彦
制　作　R 企 画　印　刷　モリモト印刷・巣鴨美術印刷
製　本　トキワ製本所　用　紙　大宝紙業　E2000

Printed in Japan　ISBN4-8461-0615-2　C0036

◎緑風出版の本

■全国どの書店でもご購入いただけます。
■店頭にない場合は、なるべく書店を通じてご注文ください。
■表示価格には消費税が加算されます

電磁波過敏症
大久保貞利著
四六判並製
二一六頁
1700円
世界で最も権威のある電磁波過敏症治療施設、米国のダラス環境医学センターを訪問し、過敏症患者に接した体験をもとに、電磁波過敏症について、やさしく、丁寧に解説。誰もがかかる可能性のある過敏症を知る上で、貴重な本だ。

誰でもわかる電磁波問題
大久保貞利著
四六判並製
二四〇頁
1900円
携帯電話や電子レンジなどの高周波、送電線やPC、家電製品からの極低周波による、危険性が社会問題化している。本書は、電磁波問題のABCから携帯タワー・高圧送電線反対の各地の住民運動、脳腫瘍から電磁波過敏症まで解説。

プロブレムQ&A
電磁波・化学物質過敏症対策
［克服するためのアドバイス］
加藤やすこ著／出村　守監修
A5変並製
一八八頁
1700円
近年、携帯電話や家電製品からの電磁波や、防虫剤・建材などからの化学物質の汚染によって電磁波過敏症や化学物質過敏症などの新しい病が急増している。本書は、そのメカニズムと対処法を、医者の監修のもと分かり易く解説。

プロブレムQ&A
危ない携帯電話
［それでもあなたは使うの？］
荻野晃也著
A5変並製
二三二頁
1900円
携帯電話が普及している。しかし、携帯電話の高周波の電磁場は電子レンジに頭を突っ込んでいるほど強いもので、脳腫瘍の危険が極めて高い。本書は、政府や電話会社が否定し続けている携帯電話と電波塔の危険を易しく解説。